科學漢醫的養生

Scientific Chinese Medicine for Wellness

後疫情時代健康常見的盲點

(The blind spots in health in the post-pandemic era)

中西醫師 郭育誠 博士 著

各界賢達，大好評推薦

王清峰（前法務部長、中華民國紅十字會總會長）
平路（曾任中華民國無任所大使、作家）
宋文琪（前台北 101 董事長）
李玉春（前衛福部次長、陽明大學衛生福利研究所教授）
李嗣涔（台大名譽教授、前台灣大學校長）
林昭庚（中央研究院院士、中國醫藥大學講座教授）
林昭陽（中華電信公司總經理）
周成功（陽明大學生命科學系暨基因體科學研究所兼任教授）
周守訓（前立法委員）
陳中申（作曲家、演奏家）
陳治（前美國奇異公司全球副總裁及大中華區醫療部門總裁）
陳章波（前中央研究院研究員）

陳維熊（陽明交大醫學院前院長）
黃主文（前總統府資政）
黃適卓（前立法委員）
張光斗（點燈文化基金會董事長）
張立荃（中華財金高階管理人協會理事長）
張文櫻（文化內容策進院副院長）
馮燕（前政務委員、台灣大學社會工作學系名譽教授）
單德興（前中央研究院歐美所所長）
張翼（前交大副校長、陽明交大半導體學院院長）
楊銘欽（台灣大學健康政策與管理研究所兼任教授）
葉明桂（台灣奧美集團首席策略顧問）
鄭凱元（陽明交大前學務長、心智哲學研究所教授）
潘翰聲（前綠黨主席）
（以上按姓氏筆畫多寡排列）

目錄

第一章　傳承自《傷寒雜病論》的科學漢醫

第二章　後疫情時代科學漢醫的養生

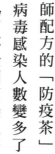

第三章　科學漢醫的日常食養

第四章　漢醫適應環境的智慧

第五章 常見養生知識的迷思

第六章　特別收錄：診間疑難雜症大解惑

推薦序

守護健康「治未病」的新紀元

李嗣涔／台大名譽教授、前臺灣大學校長

郭育誠醫師與我結緣於他的博士論文口試。約莫二十年前，他是台大電機系醫學工程組博士班學生，而我是電機系醫學工程組的合聘教授。由於我的好朋友王唯工博士是他的論文指導教授，因此我擔任了郭育誠醫師博士論文口試的召集人。

王唯工教授與我曾經共同參與了國科會所主導的氣功研究。記得王教授為了氣功研究，特別製作了一面大鼓，運用打鼓的聲音讓人震出氣來，我去他辦公室一試，果然不錯，鼓槌一落，鼓聲震得我氣血翻騰而得氣。彼時，王唯工教授正以科學方法測量中醫脈診的壓力波形，並以傳立葉轉換得出脈波的頻譜。

作為中醫及氣功新鮮人的我，王唯工教授的一系列研究，讓我頗為驚艷。更重要的是，他提出了脈診頻譜與人體不同經絡的關係，並以小鼠的生理實驗，以及橡膠水管套上氣球打氣的物理模式，佐證他的理論。

王唯工教授的眾多學生之中，郭醫師是唯一一位學習西醫的學生，他先就讀台大藥理研究所取得碩士，然後繼續攻讀台灣大學電機醫學工程博士，跟著王唯工教授研究中醫脈診。郭醫師一路從西醫、藥理領域，不斷探究中醫，並嘗試整合中西醫兩者，讓人印象相當深刻，也表示郭醫師是一位相信中醫的有心人，願意以科學方法將中醫發揚光大。尤其是郭醫師具有中西醫師執照可以開業，於平日看診之時，運用科學脈診，搜集成千上萬甚至百萬的實際數據，進一步改善原有的理論。

經過近三十年的努力，他的中醫診所已經發展到完全採用科學化脈診、開藥，令人對中醫耳目一新。多年來我前往他的中醫診所看診，一進去診間，工作人員先用壓力偵測器測量脈象，將脈象等相關資料直接傳送至郭醫師的電腦，等到病人看診時，郭醫師已經完全清楚病人的症狀，藥方也可即刻開立。

從郭醫師過往的著作中，得知經絡的病理矩陣，與其對應的藥理矩陣，甚至如何處理經絡的虛實、補瀉等，皆可以由電腦人工智慧自行完成。數千年來中醫神奇的脈診完全科學化了，有別於傳統中醫，千年來得跟著師傅辛苦學習把脈，如今每位中醫師甚至每個人，皆可以依照標準程序使用，如同西醫一樣。而且脈象的變化，可以直接運用郭醫師改良的普通血壓計讀取資料，上傳診所，予以判讀，達到遠距即時看診的便利。

二〇二一年十月新冠肺炎肆虐期間，我的女兒工作於美國洛杉磯一家醫學研究中心，打了三劑BNT疫苗之後，由於抗體數目太高，導致呼吸不順，得要稍微用力才能呼吸，很不舒服。我懷疑她是否患了心肌炎，提醒她趕快就醫，經過醫院檢測並不是心肌炎，醫師只好叮囑她多休息，沒有其他治療辦法。二個月後她回台北過年，先隔離了兩星期，隔離完後馬上帶她去看郭醫師。郭醫師說中醫幾千年來如張仲景的著作《傷寒雜病論》，皆是在處理像瘟疫等疾病，拿了一星期的藥後返家。女兒服藥到第三天的時候，突然告訴我「我恢復了，可以正常呼吸了！」兩個月以來的擔心，瞬間安定下來，感激之情油然而生，除了感謝郭醫師精湛的醫術，更對中醫升起了無窮的敬意。

王唯工教授發展出脈診的科學理論，郭醫師推廣脈診實務的夙夜匪懈，特別是改良血壓計的用心良苦，讓一般民眾在家便可以測量食物、飲料或不同養生法對身體脈象的影響、對健康的影響，相當於將張仲景《傷寒雜病論》專業理論普遍化落入尋常百姓家，將醫生從下醫「治已病」到「健康維護」（治未病）做了一項歷史性的轉型，我相信這些事蹟將來一定會載入史冊。

推薦序

創新醫療科技，下一座護國神山可期

林昭庚／中央研究院院士、中國醫藥大學講座教授

做為首位中醫研究領域的中央研究院院士，長期以來帶領著一群年輕醫師學者，專注於中醫科學化的學術與應用。

三十多年前，郭育誠醫師就讀中國醫藥學院醫學系期間，便對中醫科學研究展現高度的興趣。不但到中醫系修習我教授的針灸學程，大學畢業後更就讀臺灣大學，接受我的好朋友鄧哲明教授與王唯工教授的指導，先後取得藥理學碩士與臺大電機醫學工程博士。二〇〇四年以來，郭醫師也擔任臺北醫學大學醫學系兼任助理教授。

做為郭醫師的博士論文口試委員，我深切體會到他對中醫科學化的

用心。不但運用醫學工程的方法，研究脈診原理與經脈定量量測，更將此血壓諧波分析方法應用於人工智能診療、遠距醫療、中藥經方與雷射針灸定量藥理研究。

這項創新的技術提供了經脈研究與中醫病理藥理的科學基礎，讓中醫的臨床有了精準診療的客觀實證數據。於是二〇一六年在我的推薦之下，郭醫師回到母校中國醫藥大學學士後中醫系，擔任助理教授，教授中醫診斷學，特別是脈診與中醫辨證的課程。

難能可貴的是，郭醫師除了學術研究之外，還將這項科技落實於生醫產業。經脈血壓計不但已經取得衛福部第二類醫療儀器許可證，與世界各國專利，更透過行政院國發基金的投資，已經量產上市。並以AI雲醫療的數位系統，幫助許多醫師進行中醫科學研究與人工智能臨床應用。

中醫做為台灣本土的傳統醫學，需要更多科學研究與創新來發展茁壯。有這樣努力不懈的好學生繼承中醫科學化的工作，我深以為榮並真心推薦。相信他在醫學上的創新突破，不但可以幫助臨床診療與提升醫療品質，也能提供中西醫療整合的臨床應用，協助臺灣生醫產業發展，成為下一座「護國神山」！

推薦序

邁向「線型」追蹤趨勢，掌握整體的健康狀態

林昭陽／中華電信公司總經理

脈搏診斷在中醫診療中具有「提供診斷信息」、「輔助診斷」、「監測治療進展」、「預防健康問題」等重要作用，有助於醫師確認患者的體質、疾病狀況和治療方案。

而相較於西醫，過去中醫常被質疑其理論基礎，對現代科學來說往往不夠嚴謹，缺乏大規模臨床試驗的支持，而中醫診斷方法也被批評為不夠客觀和精確。另外，中醫治療需要長時間的學習與練習，並且治療效果可能因醫師的技能和經驗而有所不同。

因此，郭育誠醫師發明了「經脈血壓計」，將傳統經絡臟腑氣血的

盛衰，轉換成數位化的客觀病理數據。再結合資料分析與ＡＩ等技術，給予醫師作為診療的依據，此舉對中醫在科學化診斷治療、驗證研究、教學傳授等方面發展將有莫大幫助。而這樣的「數位轉型」也讓過去中醫經脈血壓的「點狀」診療，步向中長期的「線型」趨勢追蹤，若能進一步結合西醫的檢測資料，甚至進行中西醫整合之診斷驗證，醫師與病患將能更「全面」掌握個人整體身體狀態，治療並預防健康問題。

同時也因為有「經脈血壓計」，Bigdata、Cloud、AIOT等新興科技運用，再加上資安防護，讓病患可以不用舟車勞頓，使用此新的中醫遠距看診，減少排碳，展開「淨零轉型」之路，為台灣二〇五〇年淨零國家盡一份心力。

推薦序

開創漢醫新時代

黃主文／前總統府資政

漢醫作為台灣本土的傳統醫學，四百年來幫助先民解決疾病，濟世安民。可惜在日據時代，民政長官後藤新平醫師的皇民化政策，透過科學化的西醫，將漢醫當成文化打擊的對象，於是地位一落千丈。

郭育誠醫師繼承了中西醫學知識，與科學研究方法，將漢醫科學化，透過經脈血壓計，精準量測十二經脈氣血虛實，作為客觀實證的漢醫大數據，進行人工智能的發展與遠距醫療應用，並將醫聖張仲景的《傷寒雜病論》透過雲醫療具體重現於當代臨床，解決西方醫學的盲點。

郭醫師運用現代科技開創漢醫新時代的意義，並且透過中西醫學整合重新賦予漢醫更廣泛的應用，預期對於未來長照與全人健康，皆將提供重要的貢獻。不僅具備醫療創新的影響力，更具有文化傳承的重大意義。

推薦序

為全人健康需求，打造創新解決方案

張立荃／中華財金高階管理人協會理事長

身為一位擁有豐富金融業經驗的專業人士，我有幸見證了郭醫師做出的卓越貢獻，不管是在中西整合醫學，或是醫療技術領域，郭醫師獨特地結合傳統中醫知識，以及創新科技的解決方案，對台灣的醫療體系可能產生重大的影響。

郭醫師的西醫背景，加上中醫的臨床經驗，以及台大電機研究所醫學工程的博士學位，使他成為一位多元尖端的醫師科學家。他基於中醫理論改良創新的脈診儀裝置，證明了他致力於整合傳統與現代醫療實踐之間差距的決心。經脈血壓計這一設備，可以通過提供全面的數據洞察，為台灣的全人健康需求，提供全面的療法，對改善患者診療產生革命性的影響。

此外，郭醫師的創業精神亦體現在他創辦的一家新創企業——臺灣益謙股份有限公司，該企業專注於奠基網絡雲醫療的脈診技術。這項創新在COVID-19大流行期間特別寶貴，它代表著遠距醫療解決方案的落實至關重要。作為參與該新創企業的一員，我可以證明郭醫師的願景領導，和他改善台灣醫療的可行性和提供的承諾。

郭醫師的貢獻不僅僅局限於臨床和實驗室。他已經撰寫了三本關於脈診的書籍，揭示了脈診的複雜性，以及居家可攜式脈診儀在醫學領域的潛力。而第四本書《科學漢醫的養生》更是深入剖析疫情過後，關於健康養生大家常忽略的盲點，透過臨床脈診的實證數據，驗證許多似是而非的養生知識。郭醫師能夠以易於理解的方式解釋複雜的醫學概念，因此我們相信，他對台灣的醫學界和健康醫療實踐將極具價值。

推薦序

台灣中醫文化的重要傳承

張文櫻／文化內容策進院副院長，前行政院科技會報辦公室主任

在數位無所不在的現代世界，中醫科學化是創新國力的展現，而郭醫師所研發的「經脈血壓計」，其核心意義更是台灣中醫文化的重要傳承。

郭醫師不只醫療專業卓然有成，更長年致力於研發經脈血壓計，此儀器背後可衍生的產業應用發展，無可限量。例如醫療數據的應用、預防醫學的普及與遠距醫療等。不只醫療產業，更可跨領域應用創造經濟效益及社會價值。

郭醫師所研發的「經脈血壓計」已經在臺灣取證量產，也應用於臨

床，在臺灣、香港、美國、中國皆有醫師與病患使用，是擁有國際競爭力的創新性產品。郭育誠醫師除了是我信任多年的家庭醫師，同時他也是一位真正實踐遠距醫療、無國界的醫生，誠屬台灣之光。

第一章

傳承自《傷寒雜病論》的科學漢醫

吃科學中藥不等於科學漢醫

小女孩發燒超過三天，無法退燒，全身痠痛

診所一位老病患來電，希望幫自己確診發燒的十歲女兒，掛視訊門診，小朋友未曾來過診所，診所沒有她的初診病歷與脈象數位資訊。小女孩已經發燒超過三天，至少去過兩個診所處理，還是無法退燒，同時全身痠痛，小女孩的父親心急如焚。

我心裡明白是「被誤治」。診所的助理問我：「可以不要接這位病人嗎？請他直接去臺大醫院掛急診？」正當猶豫之時，女童父親焦急的心情與求助的殷切期盼，讓同為三個小孩父親的我，先不去思考個人得

承擔的風險。還好診所備有經脈血壓計可以隔空把脈，我請小女孩父親先拿經脈血壓計回去幫女兒量測脈象與相關資訊，再上傳資訊到診所。果然如我所料，小女孩的脈象亂七八糟，更增加了判斷的困難度。

外感因為誤治而轉成「壞病」[1]的脈象與症狀，都是非常複雜且相互矛盾。若是沒有經脈血壓計，單憑視訊看診，無疑是要我依症狀開藥，沒有把脈怎麼猜呢？況且如此高燒不退的十歲小孩，隨時都可能變成心肌炎、腦炎或多重器官衰竭。

凝神思考五分鐘，已經很久沒需要讓我思考這麼久的脈案了，終於看懂其中的貓膩，但也只敢開出一個三天的藥方。因為這種壞病，兩三天就會變化，並且需要再次診療更改處方。

1 壞病，病名。傷寒病因誤治而致病情惡化，證候變亂，難以稱其名者。傷寒病廣義是一切外感熱病的總稱。狹義則是外感風寒之邪，感而即發的疾病。《傷寒辨證·傷寒壞病》：「大抵傷寒至於壞病，當作危證斷之，不可鹵莽造次，或溫補，或和解，或攻下，宜詳虛實輕重。」

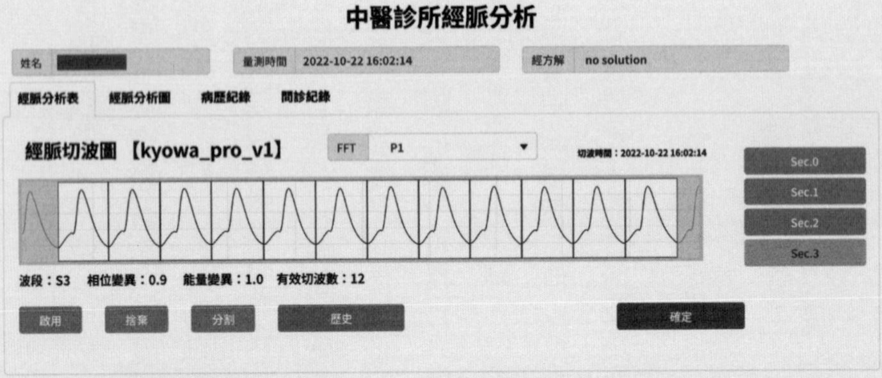

圖 1-1 脈象完全顛倒，情況危急。

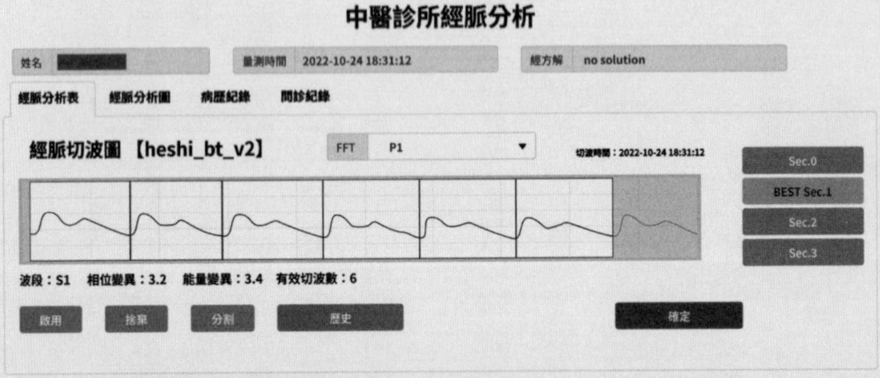

圖 1-2 經過治療後，呈現波形穩定完整的正常脈象。

小朋友吃轉骨方高燒不退，心跳達一百三十

診所來了一位老病患的孩子，坐在我面前的他，全身包得密不透氣，滿臉通紅，連耳朵也紅通通，喘得非常厲害，高燒不退，體溫三十九點五度C，心跳每分鐘超過一百三十。桌上的電腦螢幕，顯示助理傳給我的脈診儀數位資訊，小朋友的脈象完全顛倒（圖1-1與圖1-2），當下擔心量測失誤，於是請小朋友再去量測一次，得出的脈診資訊還是一樣混亂。第三次由我親自量測，量測結果和前兩次一樣，脈象相反倒置（脈的形狀左右顛倒）。

我直接詢問家長：「小朋友是不是亂吃了什麼藥？」老病患一開始不敢說，支吾其詞，還說可能是到學校讓同學傳染了。由於脈象非常奇特，因為是老病患，我沒直覺意識到他找別人開藥，還認真地一一詢問原因，不得其解。

最後我正色再一次直接詢問：「他是不是亂吃什麼藥方？不然不可能脈象完全顛倒！」他這時才說「星期四吃了某醫大附設醫院開的轉骨方，當時服藥沒什麼感覺，直到星期六一早，小朋友才開始發高燒，下午趕快來診所就醫！」

本來想請他們直接退掛，孩子高燒不退，連脈象都是反的，心跳一分鐘高達一百三十，隨時可能休克！這麼危險，叫我怎麼開藥方？父母亂投醫搞砸了，卻要我來承擔風險？我請他們去找原來開轉骨方的醫師處理，他們卻不願意離開，說是週六下午找不到醫師可以解決。

孩子的父母千拜託萬拜託：「這麼危急，真的找不到醫師幫忙！」

拜託我務必救救孩子。我只好請他先坐到一旁，給我思考的時間。一下子還想不到處方，這是三十年來第一次被難倒了！

由於門診還有二十幾位病人等待看診，我只能先診療下一位病人，看了五位病人之後，才想到要開什麼方，但也只敢開三天，要他們星期一一定得回診，還要他們有緊急狀況，隨時在診所官方 line 通報。就是如此危險與棘手。

*醫師警語：請不要隨便自行服用中藥

誰說中藥吃不死人，那是沒有脈診儀，大家不知道害怕。第二位小朋友吃了我的藥隔天一早退了燒但那是運氣好，虧我還想得出處方來。

第二個案例的小朋友發高燒，當然是「外感」造成的。

但是「外感」不會造成「完全顛倒」的脈象！如果不是脈診儀，光靠「手」把脈，醫師把得出顛倒的脈象嗎？如果把不出顛倒脈象，開的藥方會對嗎？如果無法「對症下藥」，這麼危急的處境，有可能只吃三包藥就能解除危機嗎？這就是為何我說，精準很難，很多條件都要具足！不是只有儀器要準，還要會判讀開藥。所以我常說：「沒有醫術就沒有醫德」。

上述兩位生命垂危的小朋友案例，共通點都是「誤治產生的壞病」，導致高燒不退「體溫達三十九點六度，心跳非常快，隨時有可能休克」。

若不是他們的家長都是診所的舊病患，如此危險的狀況，我一定請他們直接去醫學中心掛急診。最主要是「信任」問題，由於新病患與醫生彼此尚未建立足夠的信任，病患若是不配合醫囑，可能會衍生其他的狀況，因而沒有醫師願意冒這麼高的風險。

好比這二位高燒不退的小朋友，看診當天晚上還曾燒到三十九點九度。若不是我的舊病患，知道與信任我的醫術，大概就直接送西醫掛急診了！不是我不願意治療，而是新病患與我之間，尚未建立信任關係，新病患一定對我的治療產生許多疑問，進而干涉診斷。所以緊急危急時刻，請還是送西醫處理，畢竟西醫處理急診病患有標準的ＳＯＰ，假日也有駐院醫師值班。

一、什麼是「科學漢醫」？

吃科學中藥不等於科學漢醫。科學漢醫至少必須具備以下四個要件——

1 有可以運用的科學工具

過去幾千年來以來，漢醫沒有所謂現代意義下的科學工具輔助，若是沒有儀器輔助，在診療過程中，醫生看病是需要體力，並且很容易耗散精力，診療的準確性容易降低，特別是漢醫的脈診。脈診由於過去沒有實證的研究，導致近百年來漢醫仍然被說是迷信不科學。

脈診是漢醫診療最獨特的部分之一。兩千年前的漢醫學經典如《內經》、《難經》、《傷寒雜病論》等，皆以脈診作為核心的診斷方法。《內經》記載著岐伯對黃帝述說如何取脈，也告訴我們如何以寸關尺[2]三部分候，感觸手腕橈動脈，診斷出身體五臟的狀態。《難經》則是指出如何以下指輕重與深淺，透過脈診得到五臟變化的資訊。《傷寒雜病論》在〈平脈法〉中提到為何脈診可以知氣血臟腑之診「脈乃氣血先見。氣血有盛衰，臟腑有偏盛……欲知病源，當憑脈變」。

時至今日，許多人依然不相信脈診，即使閱讀經典上的文字，依然很難體會與理解，以文字表達觸覺，甚至由觸覺引發的視覺隱喻描述，如「脈藹藹如車蓋者」、「脈累累如循長竿」、「脈瞥瞥如羹上肥者」、「脈縈縈如蜘蛛絲者」「脈綿綿如瀉漆之絕者」（見《傷寒雜病論．平

2 寸、關、尺是中醫脈診術語，中醫師把脈時按診症者兩手手腕寸口的位置。「關」為手腕橈骨突起（橈骨莖突）的位置，「關」之前為「寸」，「關」之後則為「尺」。這個位置的脈動分別稱為「寸脈」、「關脈」及「尺脈」。中醫師以手通過觸、摸、壓等動作，直接感應這些位置所帶出脈動，並配合四診（望、聞、問、切）斷症。（以上摘自維基百科）

脈法》）。

漢醫的脈診其實是血壓波的分析，如同西醫看血壓（收縮壓及舒張壓），中醫卻更進一步，可以從血壓波看到十二經脈氣血虛實。戰後的中醫研究也受當時西方醫學工程研發的大潮流中，擷取了西方科技，逐步嘗試發展出中醫的醫療工具。八〇年代的中國醫藥大學更是中醫科學化的培育所，中醫診斷科汪叔游教授研發的脈波儀，為中醫科學化立下里程碑。

一九八八年王唯工教授的王氏脈診儀早已初步完成，他以氣囊壓力探測脈波，以傅立葉轉換方法分析動脈血壓波，將時域的血壓波信號轉換到頻率領域進行分析。王唯工教授的脈診研究，觸及西方醫學未知的領域。

一九九八年筆者在王教授支持下，成立當代漢醫苑中醫診所，運用脈診儀，從事中醫科學化與中西醫學一元化的臨床整合課題。經過二十多年的臨床經驗與研究，完成漢醫經方診治系統，並且規劃建立漢醫雲端醫療診治系統，並研發新一代脈診儀——經脈血壓計，二〇二一年開始量產。

疫情期間，診所居家隔離的病患，我會請他們借用經脈血壓計在家量測，就是為了精準立即的診療。

好比遠距看診一位剛快篩新冠病毒陽性的患者，主訴鼻塞、發熱煩躁、大便不順暢。透過經脈血壓計量測結果，根據脈症得到的資料開立經方大黃蟄蟲丸。病患居家隔離在家中，以經脈血壓計追蹤第二天脈象沒有改變，便維持原方。

吃完兩天大黃蟄蟲丸，患者到了第三天脈象已經改變，症狀也變了，大便順暢，一天兩次，鼻涕倒流、夜臥不安，氣逆微咳，改開經方桂枝龍骨牡蠣湯。由此可見病毒感染的變化很快，必須如醫聖所言「隨時消息脈症」。

2 看懂十二經脈氣血虛實，精準診斷與開方

漢醫對疾病的診斷，不論望、聞、問、切其中任何一種方法，或是四診合參，原則就是要清晰掌握病人經絡系統的秩序或混亂，也就是掌握「十二經脈氣血虛實」。

人體的十二經脈分陰陽，且兩兩相對，分成六條陽經、六條陰經——

六條陽經分別是，足「陽」明胃經、足少「陽」膽經、足太「陽」膀胱經、手「陽」明大腸經、手少「陽」三焦經、手太「陽」小腸經。

六條陰經分別是，手少「陰」心經、手厥陰心包經、足厥「陰」肝經、足少「陰」腎經、足太「陰」脾經、手太「陰」肺經。

一旦陽經是平和的，陰經自然也會平和，當其中一條經脈氣分偏盛，必定有相對的經脈不足，而每一條經脈又可以藉由「氣分」與「血分」再來分陰陽，當「氣分」偏盛或不足一段時日，「血分」自然也相對受

到影響，而呈現「陽盛陰虛」或「陰盛陽虛」的混亂狀態。就像玩魔術方塊遊戲，當轉回原狀，每面必定全然恢復一致的顏色，也就符合「陰平陽秘」的健康狀態。但只要有一面顏色參差，其他面向相對也會受到影響，而雜亂不齊。

為什麼古代漢醫透過脈診可以得到人體的資訊？

早在三十年前，王唯工教授便已證明脈診的物理證據，同時發現人體循環系統過去未知的物理特性——共振（Resonance）。

由於心臟是週期性的跳動，王教授透過一連串的實驗設計，證實每一器官對應一組特殊的共振頻率，而這些共振頻率亦是心跳的諧波（亦即與心臟共振）。血管中的血壓諧波決定局部灌流（器官），因此我們可以在身體上任一動脈搏動點，擷取到器官的諧波，並由此得知每一器官局部灌流的資訊。這便是當代科學[3]對脈診的實證研究。

王唯工教授團隊更進一步研究脈搏（週期性的血壓波）的變化，分析血壓波其中的諧波與心氣、肝氣、腎氣、脾氣、肺氣等十二經脈與臟腑的對應關係。在一系列的動物與人體實驗下，找出了經脈與諧波的關係。

五臟六腑十二經脈分別對應到以下各諧波——

H_{00} 手少陰心經
H_0 手厥陰心包經（DC）
H_1 足厥陰肝經
H_2 足少陰腎經
H_3 足太陰脾經
H_4 手太陰肺經
H_5 足陽明胃經
H_6 足少陽膽經
H_7 足太陽膀胱經

H_8　手陽明大腸經
H_9　手少陽三焦經
H_{10}　手太陽小腸經

血壓諧波的低頻部分，第0到第四諧波（H_4），剛好對應到「心H_0」、「肝H_1」、「腎H_2」、「脾H_3」、「肺H_4」這五臟的經脈；而高頻部分包括第五諧波到第十諧波，這六個諧波對應到「胃H_5」、「膽H_6」、「膀胱H_7」、「大腸H_8」、「三焦H_9」與「小腸H_{10}」這六腑的經脈。

每一條經脈對應到一個諧波，也可以用一個整數來代表，而且低頻部分正好都對應到「陰經」，而高頻部分都對應到「陽經」。

於是我們得知漢醫診斷的具體方法，如同電腦科學利用0與1二

3 郭育誠，血壓的祕密，台北：布克文化，2021，頁64-70。

位元數位化方法，建立起整體對應的系統，從陰陽二元相對的反覆辯證來進行診斷，透過同中求異、異中求同，也就是分析與歸納方法，不斷地連續推演以建立系統，全面而深入並且兼顧微觀層面的整體觀。

也近似易經的邏輯，從二分法開始分到六十四卦，是二的六次方，再分到三百八十四爻，已經不是二的八次方，甚至是二的九次方以上了。臨床看診二十多年期間，驗證了醫聖張仲景的《傷寒雜病論》，就是如此簡易而複雜的驚人架構。

現在我們明白最厲害的醫師看病，是運用二分法同中求異，層層深入。但最不厲害醫師也是用二分法，但只會二選一。問題是當今世界中的醫師誰能分得這麼細呢？如果不是真的有客觀的工具或標準方法，那當然就是猜的啊。可以看懂十二經脈氣血虛實，才能精準開方。

3 治療的效果有客觀指標可以判斷，具有操作型定義

除了精準開方，診斷治病過程之中，最難的是怎麼知道治療結果是變好，還是變差？

古代漢醫對於判斷病人死生之期的方式「凡持真脈之藏脈者，肝至懸絕急，十八日死；心至懸絕，九日死；肺至懸絕，十二日死；腎至懸絕，七日死；脾至懸絕，四日死。」（《內經素問・陰陽別論》），也就是以血壓波脈象來評估病人是否遭遇死亡威脅，同時也是評估預後的重要指標。

3-1 客觀指標判斷治療效果

「諧波亂度」是我們發現評估預後的重要客觀指標[4]。什麼是諧波亂度？我們對一個脈象（血壓波）做傅立葉分析，由於心臟是規律地跳

動，可以得到與心跳共振的十二個諧波，諧波分別對應十二經脈。在一段時間內量測各諧波，會得到各諧波能量的平均值與偏差值。諧波能量之偏差值除以平均值得出的比率為「血壓諧波變異係數」，即是「諧波亂度」。

夏儂的資訊理論提出「資訊是負的亂度」。生命與無生命最大的差異在於，無生命趨向最大亂度，生命呈現秩序與規律。因此諧波亂度數值越高代表亂度越大，**有效的治療便是收斂亂度**。

透過諧波亂度這一指標，會比從一般血壓量測的收縮壓與舒張壓，更早得到身體的重大資訊。

3-2 科學化的前提是有操作型定義

透過量測血壓波，得到十二經脈諧波資訊，也得到諧波亂度，我們可以看到整個身體的亂度，明白病人整體資訊，不管誰來量測，得到的數據皆會一樣。

這就是科學。

而科學漢醫對漢醫特有病理名詞，透過使用工具臨床驗證，也有客觀實證的定義。血壓波透過傅立葉分析得出十個有生理意義的諧波，這些諧波包含振幅大小與相位差兩個部分。

與「氣分病」有關

振幅代表諧波能量的強弱，比正常值高稱為「實」，代表「外感六淫」，最常見的是第一諧波上升的肝火與第七諧波上升的風邪；比正常值低稱為「虛」，代表「臟腑氣虛」，最常見的是第二諧波不足的腎氣虛與第三諧波不足的脾氣虛，這些虛實變化廣泛出現在不同季節與各類疾病。

4 郭育誠，血壓的祕密，台北：布克文化，2021，頁 73 - 78。

與「血分病」有關

諧波相位差代表諧波在組織之間傳導的快慢，與「血分病」有關。比正常值高稱為「實」，代表「經脈血瘀」，最常見的是第十諧波的小腸經血瘀，出現在五十肩或耳鳴的病患。

比正常值低稱為「虛」，代表「臟腑血虛」，最常見的是第一諧波的肝血虛，出現在貧血與月經後的女性病患。腎經、脾經、肺經與六腑的血分不足也常稱為「陰虛」或「津液虧」。

4 二十幾年的數位電子病歷累積，驗證《桂林古本》完美體系

《桂林古本》為東漢張仲景所著《傷寒雜病論》第十二稿傳世抄本，歷年來未見於世。直到清朝末年，張仲景六十四世孫張紹祖，傳書其徒桂林左盛德，左盛德再傳其徒羅哲初。一九三四年羅哲初借予黃竹齋抄

寫成《白雲閣藏本》（略稱《白雲閣本》），一九三九年由張伯英資助印製才得以流通。

我們如何來了解張仲景《桂林古本》的企圖與進展，最容易理解的方法就是張仲景「用藥理講病理」，這是王唯工教授教我的心法。我之所以說《桂林古本》是真，是因為大部分的藥方臨床上我都用過，尤其是那些在《桂林古本》才出現的方。特別是像鱉甲煎丸或者大黃蟄蟲丸，用過之後就能明白，張仲景處方基本的邏輯是多麼的嚴謹，才會有那麼高的療效。

試想從《桂林古本》書中計算治療感冒，光是使用到桂枝的方，便有八十一種，也就是說若是一位漢醫想治療感冒，從太陽病到厥陰病，他得要懂得桂枝的八十一種變化。若是沒有現代科技的輔助，要計算至如此精確是很耗費時間，也很容易出錯。

幸運的是，我們已經有一個客觀的科學工具脈診儀可以明確檢視，當我們設定了基本條件，使用書中方劑治療病人，病人是否呈現客觀的改善。不只是症狀改善或者是其它西方醫學條件下的改善，脈診儀本身就能建立起一個評估驗證的系統。將脈診儀運用臨床，對於整本《傷寒雜病論》在藥、方、脈的理解，是我們能夠評斷《桂林古本》是真是假，最為關鍵的條件。

另一個理解的切入點則是《易經》。張仲景繼承東方《易經》的智慧系統，他的《傷寒雜病論》將數十萬的臨床案例，以《內經》結合《易經》的系統呈現，於是各種病症都可以在這一系統中，找到治療的思路與對應的藥方。

我們可以肯定的判斷，經方的治療關鍵在於平衡十二經絡氣血虛實，因此經方的組成必然是精簡且環環相扣，才能避免不同藥物在同一經絡上的相互干擾，進而能形塑成整體氣血分配的大環境。以最單純的針刺配穴來執行治療，十二針即已布滿全部經絡，再多下一針就必須考慮對整體的影響是否畫蛇添足。

也因此現在我不再是一位困惑的經方家，我開的方通常很簡單，比對分析脈診儀量測出來的資訊，張仲景說開什麼方，我就開什麼方。幾乎都是單方，加減不會超過三味藥。

二、科學漢醫的核心——精準開方

為什麼漢醫診療開單一經方如此困難？

科學漢醫　因為病患當下十二經脈氣血虛實只有一組解，這是數學的必然。

看診開藥，不能開五個方，那可以開三個方嗎？

其實開三個方就是三足鼎立，各自發揮藥效，互相牽制。跟開五個方是一樣的。為何開單一經方那麼重要？因為病患當下十二經脈氣血虛實只有一組解，這是數學的必然。《內經》「知其要者，一言而終。不知其要，流散無窮。」就是這樣的微言大義！開單一經方治療，表示醫師對當下病情診療「胸有定見」，而非模擬兩可，或是三心二意。

處方等於立極定向

開方時就算沒辦法趨近到極致，也要找到一組近似解。而不是累加方劑，一累加就會變成發散，流散無窮。這和《易經》卜卦預測未來一樣，每一次占卜只有一種解答。沒有人希望得到模擬兩可的答案，陷自己於進退兩難，讓自己無所適從。到底是進？還是退？縱使有變爻，也有解卦的法則。南宋朱熹地位崇高，便是由於他將三個變爻的解法樹立典範，因而自南宋之後，讀書人考試的教科書，便是朱夫子的著作。

《易經》為諸經之首，是中國人的數學。一般人以為《易經》只是哲學，其實我所學習的堪輿風水，完全是以《易經》的九宮格數學來推斷流年飛星，這與中醫經方診療，透過十二經脈氣血虛實，得到一個精確唯一解，有異曲同工之妙。命卜相醫山同出一源，指的就是《易經》的數學。

堪輿學家有句名言「分金一線間，富貴不相見」。意思是指立宅安墳的坐向，若是度數差一點點，偏離了卦象，不但與富貴無緣，甚至會發生滅門絕後的悲劇慘案。漢醫望聞問切診察病情，開方療癒疾病也是如此。

每個方劑就是一個方向，青龍湯是東方，白虎湯是西方，真武湯是北方，朱雀湯是南方，處方等於立極定向，當然只有一個方向。合方等於四隅卦，西北、西南，東北、東南，也就是乾坤艮巽。可以合正東正北為東北方，斷沒有兩個方向的座標。

易學堪輿的知識代代累積，相傳直到晉朝郭璞著《葬書》集其大成，唐代末年王朝解體，在朝為官的楊筠松逃難至江西後，將官方禁傳風水的知識帶入民間，而被後人尊為勘輿祖師。勘輿的秘密才在楊公的學生間代代相傳。

漢醫方劑治療的「禁方」與「脈診」知識，皆由歷朝歷代的皇家搜集與掌控，保存了代代名醫的研究傳承。東漢末年皇權解體，才有醫聖張仲景《傷寒雜病論》集其大成，讀過《史記》便會明白為何有緹縈救父的故事。漢文帝囚禁名醫淳于意於天牢審訊，逼問從老師公乘陽慶學習的脈診與禁方內容，這些皆是歷代名醫師徒的無私醫道醫心傳承，從十二經脈氣血虛實的具體診療法，到無數臨床經驗的嘔心瀝血研究。

如同西方數學史上每一道艱難題目的解法，從畢達哥拉斯的幾何學，到微積分，到拉普拉斯的微分方程，以至於傅立葉轉換，皆有前人十幾年歲月孜孜不倦的鑽研，明白了這個道理，便會知道三五疊方是沒有師承醫道的江湖郎中，散槍打鳥，不但治不好病，連家傳的底都露餡了。

其實就是不會診斷，特別是不懂脈診與十二經脈的關係，只學了汪昂《醫方集解》的方劑學，用症狀與病名套治療，偏偏就是庸醫最不懂得「藏拙」。沒有學會把脈與脈診的科學原理，虛心學習就好，還如國王的新衣般，以為自己是治本的中醫。無視科學的道路，已經為所有的醫師與病患開放，醫道的醫心傳承，也走向了有科技輔助的康莊大道，經脈血壓計的脈診儀功能，早早科學化了診脈的功夫。

看不懂十二經脈氣血虛實！《內經》的經脈篇真是白讀了，一個中醫師連十二經脈氣血虛實的結果都看不懂，遑言要開一個單一精確的處方。《傷寒雜病論》真是白讀了，說穿了就是連診斷都不會，治病當然是用猜的「散槍打鳥」。仲景諄諄教誨「勿虛虛，勿實實」，更不用提這三五個方是否會打架？是否南轅北轍？是否背道而馳？南北合方或是東西不分！至於處方中各個藥物的交互作用，與歸經補瀉宜忌，更是拋諸腦後不敢多問，這樣看病的療效當然很低。所以誤導民眾以為中醫注重調養養生，療效慢是正常。

三方鼎立、五方交疊就是散槍打鳥的症狀治療，其實是東南西北繞圈圈，根本不知道方向。還大言不慚地說仲景也有合方，除了經方還有時方，除了傷寒學派還有溫病學派，真是以妄為常。完全不了解十二經脈氣血虛實的具體診療法，根本不具備醫道的醫心傳承。

科學漢醫的未來

上世紀九〇年代，我在醫院實習時，電腦斷層掃描剛剛普及。彼時神經內科教授總是批評年輕醫師，不努力學習神經學臨床檢查，二三十分鐘可以完成的診斷任務，偏要用上萬元的電腦斷層檢查來處理。

時至今日，電腦斷層掃描檢查已經成為醫院的標準程序，客觀準確的記錄影像，取代了主觀的神經學臨床檢查。特別是生死一瞬的急診室裡，二十分鐘就是中風緊急開刀的黃金時間！缺少電腦斷層檢查的資訊，沒有任何神經外科醫師會願意動刀，因此電腦斷層掃描榮獲諾貝爾醫學獎的殊榮。這就是西方醫學進步的動力。一流的醫學工程科學家發明臨床儀器改變診療方法，臨床醫師透過研究教學應用，將診療系統發揮到極致。

醫學影像的進展等於是中醫望診的登峰造極，是扁鵲洞見臟腑的普及版，這也是漢醫科學化的未來。或許有些中醫師認為我們太重視脈診儀得到的資訊，就像過去批評電腦斷層檢查，會讓醫師臨床檢查能力下降的看法一樣。然而經過時間的洗禮，證明著透過客觀的資訊記錄，整合其他臨床資料（如病患主訴、過去病史、化學檢查等），不但大大提高診斷的正確性，更精準地幫助治療處方的擬定與增進療效。

為何單一經方會有神奇療效？

科學漢醫　根據脈診結果開藥，當下只有一組解（病機治療），因為脈象走在症狀之前，根據症狀開藥便會加很多藥或疊方。

搭電梯時遇到前來求診的病患，他對我說：「上週看診時，您問我有痰嗎？當時我回答說沒有，回家一兩天後便出現痰了」這就是我常說的，脈象跑得比症狀快！我是根據病患的脈診結果開藥，不是根據症狀開藥。就像以微積分解方程式，遠比代數更快更精準。

如果只是靠症狀開藥，會加入很多味藥，每一個症狀對應的藥都加進去。曾經有位教授講課時拿出來的案例，竟然是三個主方疊加，我聽了直搖頭，他不怕這三個藥方會打架？越治越糟。

另一位病患量測脈診時，和助理分享「明明看藥單跟上次藥單只差一味藥，但是症狀就是改善很多。就差那麼一點點，但就是有差，實在是太神奇了！」

這就是我常說的——脈診是很「細膩」的，就像顯微鏡一樣，可以看出微細的變化，而稍微一點點不同，治療的藥方就要改變。

有些老病患，雖然開的藥還沒吃完，覺得症狀變了，都會在官方 line@ 直接問：「是不是要提早回診？」久病成良醫，雖不能當醫生，但基本判斷需不需要換藥，問自己的身體最清楚，所以我常說當你沒有達到那境界，當然無法想像原來脈診儀的幫助竟然這麼大！

脈象是動態的，隨時變化，絕不能「刻舟求劍」。而處方中藥物細膩的配伍與炮製，更是必須配合「即時脈象」的轉變。這也就是我為什麼每個病患都堅持要做脈診檢查。甚至開發「經脈血壓計」，讓病患在家中即時量測上傳脈診資訊。雖然很費時，門診病患也會覺得做檢查需排隊等候。但是，我還是堅持——每一位病患每次診療，都得做脈診檢查客觀記錄病歷。

需要處理這麼細膩的診療，就是得靠精密的儀器才能分辨；漢醫科學化就是要落實漢醫精準醫療於臨床，讓每位病患每一次的診療都確實有效。

精準把脈也算是一種神通？

科學漢醫 每一條經絡皆分虛實，一條經絡把對的機率是二分之一，每條經絡再分氣分與血分，現在來算算十二條經絡「都對」的機率是多少？

志同道合的醫師聚會，前輩對我說，他學了三十年的把脈，覺得中醫把脈便能知曉病患病癥，會把脈等於就是有神通或特異功能啊！

且讓我們來算一算為何「精準把脈」如此之難？每一條經絡皆分虛實，一條經絡把對的機率是二分之一，每條經絡再分氣分與血分，現在來算算十二條經絡「都對」的機率是多少？難怪前輩覺得「學會把脈」全部『都對』就是一種神通，甚至算是特異功能！全對的機率這麼低，有可能滿街都是神醫嗎？

醫聖張仲景繼承前人千年的知識，創作《傷寒雜病論》這本經典，經過一千七百年，期間經過戰亂、人才流失與瘟疫盛行，能流傳下來真正學會把脈的不是沒有，卻是極為稀少，更何況把脈是一種共振，需要聚精會神，十分專注，才能正確診斷。

我們有大利器「脈診儀」，可以診斷十二經脈氣血虛實，還能有客觀指標「亂度」做為評估佐證，醫師就可以只費神在處方用藥。以前，順風耳、千里眼也只出現於神話，但科學的偉大在於化不可能為可能。有位聰明人解出了很難的行動通訊數學方程式，應用在手機。現在有了手機，每個人都能像順風耳千里眼一樣，不必外出，就能知天下事！

透過經脈血壓計可以量到壓力波，並且知道病人的十二經脈氣血虛實，豈不是如同有神通般的能力，如此好用的工具不用，還要繼續徒手煉鋼慢慢摸脈，不知道多久才能練就神通的功力？把脈這麼難！那些剛畢業的年輕中醫師沒有工具，該如何面對病人？中醫如果沒有科學化，沒有科學工具，又該如何傳承？

我在中國醫藥大學教授中醫診斷學的「脈診」，是「必修課程」，也在台北醫學大學醫學系教授「血壓波研究」。脈學是中醫與西醫最大的不同，也是領先西醫的部分，特別是透過脈診從血壓波獲得十二經脈氣血虛實。脈診過去千年以來全靠手把手師徒相傳，是最為困難也是最重要的漢醫學習，連一般相信中醫的病患都明白，一位好中醫就是要會把脈。

疫情期間見某位老中醫師竟然在臉書寫著：「衛福部通過中醫可以視訊診療新冠病人，中醫師診療也多有療效，這正是診脈並非開方的必要條件之最好證明！」多有療效是治癒了幾成？有多少不良反應？難怪中醫的健保利用率只有三成，七成的民眾不信任中醫。你敢猜我不敢猜！我們謹守四診合參，努力開發科學脈診儀器輔助，就是知道脈診的重要，是最關鍵的鑑別診斷依據。

疫情期間，我們門診幾乎每一位視訊診療的病患，皆透過經脈血壓計，取得脈診與十二經脈氣血虛實的資訊，才小心謹慎診療病患。深怕辱沒先師「上醫十全九」的諄諄教誨，令人憂心的是，當今不會把脈的中醫師竟然自以為理所當然，還大張旗鼓自曝其短？不是要四診合參嗎？沒學好脈診也不要如同國王的新衣，自欺欺人。

我是寒性體質還是熱性體質？

科學漢醫　身體有十二條經絡！你有可能同時熱到又冷到，這兩種受損是「不會抵消掉」的。

病患回診時問我「醫師，請問我是寒性體質還是熱性體質？」對不起，身體有十二條經脈！你有可能同時熱到又冷到，由於十二經脈之中，有一條熱到之後受損，另外一條是受寒後損害，這兩種受損是「不會抵消掉」的。

為什麼醫聖張仲景要用和解劑？就是教你如何同時解決兩條不同的屬性經絡的問題。而不是一味的一起排寒，或者一次性清熱；說不定排寒跟清熱得同時運用。但前提就是必須能夠精確的診斷，分清楚是哪一條經絡的問題，然後同時處理不同經絡的問題，這才是最難的地方！也是醫聖張仲景最偉大的地方。一千七百年前，醫聖張仲景已經完完全全掌握這些方法，可惜到現在大家都還不會。

就像中國北邊黑龍江鬧水災，南邊的深圳市發生旱災。你怎麼可以用同樣的方法處理這兩個完全不同的災情？切忌道聽途說，病患自行排寒或清熱，都是挖了東牆補西牆，自找麻煩。

都說分陰陽，分陽虛陰虛，都說寒熱體質，沒錯，二分法是最簡單的。而《易經》的邏輯就是站在二分法。從二分法開始分到六十四卦，是二的六次方，再分到三百八十四爻，那就已經不是二的八次方，甚至是二的九次方以上這樣的層次。

醫聖張仲景的《傷寒雜病論》就是如此由簡易而複雜的架構。最厲害的醫師看病是用二分法同中求異，層層深入。但最不厲害醫師也是用二分法，但只會二選一。問題是當今世界醫師誰能夠分得這麼細？如果不是真的有客觀的工具或標準方法，那就是用猜的啊。

偏偏中醫，最怕人家講他是用猜的。若不是用猜的，那你怎麼能夠把脈準到這麼準？還有人說，難道張仲景跟李時珍都是用猜的嗎？李時珍的後人已經提及他們家族代代相傳不外傳的祕法，便是「透視法」，能夠洞視臟腑，和《史記》記載扁鵲從長桑君學到的如出一轍。

那你怎麼知道張仲景沒這個方法？你難道不知道醫聖的脈診有多精準？但是我很清楚知道，當今這時代會這個方法的中醫師沒有幾個人，甚至脈診能「精準」得知五臟六腑虛實的醫師也屈指可數。所以你若是沒有這些洞見臟腑經絡虛實的方法，治病是不是猜的其實已昭然若揭。

我也沒有神通能力可以透視臟腑，學習很久都學不會。不像脈診的學習，因為知道原理而可以不斷精進。但是，我可以透過經脈血壓計，透過脈診儀，透過把脈與四診合參，明瞭漢醫複雜的診療結構。而且透過科學的方法來透視五臟六腑，也可以驗證真偽，所以我看病不是用猜的，而是用算的，精密的運算，因而我開藥準確的機率當然比較高啊。

如果你是病人，會選誰來幫你看病治病？我希望越來越多的醫生運用科學的方法，而不是用猜的。如此一來相信中醫的人才能越來越多。

三、如何選擇醫師？

常有人問我如何選擇醫師？當然不能像找麵攤一樣，人多的就試試看！我們不妨參考清代醫學家喻嘉言的比喻。喻嘉言是明末清初著名醫家，除了醫術超群之外，還著作等身，且常常寫文章批評同業的醫術與醫德。

喻醫師友人與他抬槓「那些醫術不佳的醫師，有些病患也不少，甚至門庭若市，為何如此？」喻嘉言回答「做壞事的人，當然要有屠夫般的醫師伺候，就像劊仔手執行斬首一樣。」「要處理的壞人多，庸醫當然多！」這樣的比喻在過去醫學教育養成系統不健全，醫師缺乏的時代非常貼切，但現今的社會還適用嗎？

1 過去屠夫般的醫師，也會是偉大偶像

想起當年在母校附設醫院實習的時候，同學剛從軍醫院回來繼續第二年的實習。

中午一起吃便當的時候，同學淡淡地說「前天晚上值班好忙啊，兩個阿兵哥上天堂了」。這頓飯，我們沒吃完，就又被叫去上刀拉勾了！

在醫院實習時，看著許多病人懷著希望，送家人到急診室，期待能放下沈重的包袱，卻常常成為天人永隔，醫學的風險與不確定性太多了。一般人住院總是打點主治醫師或行政高層。在醫院實習值急診時，接到不認識的學長打電話來急診室，關心他姐姐腹痛的病情，一步一步的詢問診察流程，真是內行的學長！他知道三更半夜，急診室的大醫師都睡熟了，實習小鬼做錯事，閻羅王就在旁邊收門票。

音樂大師舒曼讓克拉拉與布拉姆斯送到精神病院前，執行了「大腦

清創術」，這一手術目前已無醫師再採用，但那個浪漫的時代，在進步的維也納，「大腦清創術」可是像當今「基因治療」「幹細胞療法」一樣夯；治療精神分裂類似的「額葉切開術」，還曾榮獲諾貝爾醫學獎。

這些草菅人命的外科手術，如今早已成為醫學發展的慘痛教訓！那些屠夫般的醫師，當年的地位都像完成里程碑的偉大偶像，還有醫學獎的桂冠加持。趨之若鶩的病患也是如過江之鯽，不因音樂大師或市井小民有所不同！

你需要大腦清創手術嗎？《三國演義》中當華佗對曹操提出這樣的方法，治療他的頭疾，曹操馬上心生警覺。曹操不但拒絕，還囚禁華佗取他性命，在曹操的眼中，華佗是屠夫般的醫師。但一般人是不是毫不懷疑呢？想過開顱後會有感染風險嗎？換成是你，願意讓華佗動開顱手術嗎？

2 現代醫學體系下的中醫教育迷思

高中時期，我在臺中一中附近找到一家祖傳三代的中醫師調養身體。對漢醫充滿興趣的我，讓這位中醫師常常對我這位高中生傳授心得，從陰陽五行、相生相剋、西醫治標到中醫治本等等大道理朗朗上口。三年下來，我的高中生涯也交了不少學費在此。

有一天，我忍不住問這位林醫師，病患症狀那麼多，中醫如何治療？林醫師原本不願意告訴我。但看在多年的交情上，終於吐露秘密。「我爸爸告訴我，只要病患有的症狀，就開對應的方劑治療」「我開業二十年來屢試不爽，病人一定會改善而回診」那如果有三個症狀，是否開三個方劑合在一起？「是啊！」五個症狀呢？「一樣啊！就疊五個方」「這樣對症下藥一定會有效」那一個處方裡不就有三四十味藥物？「是啊！反正科學中藥都配好了，又不會太麻煩！」三代家傳的秘密我牢記在心。

直到自己大學畢業前，在附設醫院中醫部實習時才恍然大悟。到針灸科實習時，有一位教授的特別門診，總是沒有高年級同學跟診，新來的實習醫生便會被派去支援。原來這位教授治療病患服務周到，總是下針高達三四十針，病患就像刺蝟一樣。實習醫生負責拔針，常常必須多方檢查，才不會有所遺漏。

我原以為是大家偷懶，不願意跟隨教授學習。後來才知道，這樣的散槍打鳥根本沒有療效！病患的氣都散掉了，病患除了白挨痛，還耗氣傷經。就像東晉苻堅的八十萬大軍，不用渡江就互相踩踏而死。後來這位教授退休自行開業，診所在學校附近，卻門可羅雀，不久便關門大吉。針灸教授退休前掛著校方極高的頭銜，到國外各處演講，並擔任許多公司顧問，外界霧裡看花，根本不知道教授名實不符。那他教出來的學生呢？針灸治療如此！那內科方劑治療呢？當然一樣。

只是方劑的組成更複雜，病患如果只注意症候的改變，當然會感覺有作用，而誤以為有療效，其實只是把病氣「趕來趕去」，從上焦引到中焦，或是從經入到腑之後到臟。但藥與藥之間的佐使反侮關係，讓問題更加嚴重，不只是散氣而已，根本就是殺人不用刀。每一個方劑都是一個方向，五個方就是五個方向，把這樣的方劑吃下肚，讓藥效分五個方向在身體內走竄，不就是「五馬分屍」。

運氣好的病患嘔吐腹瀉排掉，運氣不好的病患耗氣傷經，還以為是「瞑眩反應」。蒼天有眼，尋覓了十幾年，終於讓我透過脈診儀看到漢醫真正的心法，從十二經脈氣血虛實領悟醫聖仲景的經方微言大義。

原來要精確地開出一個方劑療癒病患，必須透過望聞問切四診完整掌握所有的資料。而治療有沒有療效或副作用，可以透過血壓諧波亂度的收斂發散得知。可惜的是，得以接觸到這樣知識的中醫師太少了！縱使我在中醫大學士後中醫系教授診斷學脈診的課程已六年，這些大一的學生經過五年的學習，畢業後臨床上幾乎都用「散槍打鳥」的方式在診療。

原因在於中醫系學生實習的醫院中醫部，負責教學的主治醫師都還是如同那位插秧的針灸教授一樣，甚至連把脈診得十二經脈氣血虛實都不會，更不用提「望診」。這個時代的中醫，還是如同醫聖在《傷寒雜病論》的序言中所提「務在口給」，只能憑病患主訴告訴醫師病情。畢竟漢醫頻率領域的知識，與現實世界的時間領域知識距離太遙遠了。

3 「診斷十二經脈氣血虛實，精確開方」才是現代科學漢醫

這樣的中醫臨床教學當然像我老師說的「以盲引盲」，大部分的中醫師開出的處方都是「五馬分屍」的治療。若不是老師的遺志，我怎敢以一位醫學系畢業生側身中醫教學，成立中華全球經脈臨床醫學會，蹚這渾水。畢竟醫學不分中西，如果中醫師習慣於五方交疊的診療，終究

有更多像我這樣的醫師，投入漢醫科學化。漢醫成為全球醫學主流成功不必在我。

從我運用脈診儀在台大安寧病房研究，發表論文在《美洲中醫藥》期刊，取得臺大電機所醫學工程博士後，脈診儀早就成為少數醫院中醫部主任們，用來研究發表論文升等當教授的工具。

但健保只給付他們在醫院中醫部使用，卻不允許大多數的中醫師使用，甚至醫院中醫部除了主任外，其餘主治醫師也無法使用。原來脈診儀是核子武器，必須被管制在個位數的醫院中醫部使用，限制擴散到大多數的中醫診所。

甚至我的學弟院長明明也是運用脈診儀作研究，卻在自己的著作裡提到市面上的脈診儀都不成熟，彷彿只有用三指禪把脈才準確，讓大家不要使用脈診儀，以免指下的工夫失靈。其實這都是自私的心態，這是自古中醫不進步的根源，如同醫聖在《傷寒雜病論》的序言中所提「自承家技，終始順舊」，對於好的方法工具據為己有，不告訴別人，深怕別人超越自己。對外卻都說是家傳的祕法。這樣的教授一年收再多學生，中醫也不會進步！

研究與臨床不能整合，臨床上還是五方交疊，讓跟診的實習醫生傳為笑柄。原來三代家傳的祕密都一樣「五方錯疊，天真神豬龍虎湯」！真是「以盲引盲」，一個瞎子引領著一群瞎子在井裡面繞圈圈，醫術怎會進步？

醫術高明的醫生，早已離開醫院中醫部自行開業。因為看一個病患，抽成八十元。臺北大居不易，誰能被這樣不合理的制度折騰一輩子？留下來的醫師甚至一個診看五百人次，或是從早上的門診看到晚上，哪有合理門診量？只是在累積將來開業的患者群。門庭若市不打緊，簡直比麵店還熱鬧。畢竟麵店一次還有十幾個座位給客官吃麵，醫師對面只有一個座位看病。這幾百個病人都吃五方錯疊的中藥方劑會好嗎？我一個診看五十人就絞盡腦汁，看完門診心火炎亢，得打一趟太極拳才能回家，以免病氣共振影響家人。

一個診如何看五百人次？當然都開幾乎一樣的方。美其名還教這些癌症病患「寬心」，真是屠夫般的醫師。沒辦法，廟大妖風盛，大家還是用西醫的習慣在大廟裡找名牌，還是用吃麵的方法找醫師。哪管大廟的醫師一將功成萬骨枯，哪管大廟的醫師沒師承，難怪喻嘉言比喻許多醫生是在當劊子手，執行上蒼「五馬分屍」屠夫的任務，看來中醫幾百年來沒太大改變，難怪西醫用有色眼鏡看中醫。

唯有漢醫科學化，脈診儀普及化，中醫才能走出神話，中醫師與信仰中醫的患者，才能真正得到救贖！讓數位化的數據支持中醫實證醫學，讓中醫師可以透過實證數據教學成長；讓經脈血壓計幫助醫師學習脈診診斷十二經脈，讓十二經脈氣血虛實，幫助醫師正確開出處方；至於聰明的病患，也有可以選擇的依據。

第二章

後疫情時代科學漢醫的養生

首重預防外感風寒

辦公室的同事都已曾感染確診被隔離，而我們都沒事

新冠肺炎疫情期間，一對定期回診的夫妻問我：「辦公室的同事都已經感染確診過，為什麼我們沒事？」尤其正值深秋之際，七種病毒齊發——流感病毒、副流感病毒、呼吸融合病毒、腺病毒、鼻病毒、新冠病毒，以及黴漿菌，鬧得人心惶惶！深怕自己是免疫負債[1]的一群，疫情蔓延之下又被擊倒了。

我的七歲小兒子沒施打新冠疫苗，兩年多的新冠疫情其間，班上常常只剩他與不到一半的同學到校上課。只要是我的病患根本不用擔心，

透過調整十二經脈氣血虛實的方法，增強免疫力，讓身體防線充分發揮作用。

定期回診的病患開的藥方，本來就是為你們量身定做的處方，幫大家守住免疫系統的萬里長城，所以根本不須要太擔心，是否需要加打疫苗。否則七合一的疫苗還沒上市，新的病毒株又流行了！難道得一直追打疫苗嗎？

從第一線就開始抵擋各種不同的微生物，在這樣的調理下，根本不用擔心免疫負債。也不用擔心現在流行什麼病毒。**關鍵不在於現在在流行何種病毒，而是我們自己身體的免疫系統，對病毒、細菌、黴菌等這些微生物的免疫反應是否完備。**

古代漢醫並沒有去研究是哪種病毒造成感染，可是漢醫為什麼有療效？重點在於十二經脈的氣血虛實，以及怎麼治，即時運用何種精確處方。不一樣的病患，對疾病的反應不一定相同，即使確診了，每個病患開的藥方也不盡相同。

最需要注意的反而是「不當的」治療方法，或「錯誤的」飲食作息，轉變成「雨天收傘」，才是真正的免疫負債。因為不幸的你，中了「聲東擊西」之計。如同WHO全球流感專家在二〇一八年二月，預測錯了北半球流感病毒株，以至於當年十月台灣輿論質疑，施打公費流感疫苗是否白打的社會爭議。猜錯了流感疫苗病毒株，如同將免疫大軍調去守沒有戰事的防線，而真正吃緊的前線，卻苦無足夠的免疫軍團，如此反而造成反效果。

留意天氣的變化，注重保暖，飲食正常，避免勞倦。這些才是根本之道！

1 世界各地陸續解封之下，疾管署傳染病監測發現副流感病毒、呼吸道融合病毒（RSV）等病毒感染快速增加，英、美等國也觀察到類似的趨勢，英美國家某些專家以「免疫負債」來解釋這一現象，也就是說防疫限制一旦解除，戴口罩、勤洗手以及社交距離等重要的感染預防措施，不如過去嚴謹，加上人類活動逐漸增加，便導致病毒傳染增加。當然，這樣的說法也有專家表示反對。

疫情流行後的世界，大家一定會想著要增強免疫力，以我們近三十年的臨床經驗，最需要注意的反而是「不當的」治療方法，或「錯誤的」飲食作息，而不是吃什麼或多做什麼來提升免疫力。要如何精準的提升免疫力？對科學漢醫來說，只要定期量測脈診，平衡十二經脈氣血虛實，如此調整免疫力，就算遇上「外感」，身體也能守著第一道防線，打個噴嚏也就沒事了。

其實科學漢醫的養生始終如一，並沒有因為病毒流行（或疫情流行）與否有所不同。我們的身體無時無刻都在應變，面對環境中成千上萬的微生物！我們的免疫力「不是」只透過疫苗接種才能建立。我們的免疫系統經過上千萬年的演化洗禮，具備足夠的能力應付大自然中的微生物侵襲。

新冠病毒感染其實也是漢醫「外感」的一種！**漢醫的「外感」包含廣泛，從冬天流行性感冒病毒感染、腸病毒、一般微生物感染，到物理**

性條件如放射線輻射、嚴寒、酷暑、燥濕等等都是。

治療外感的方法早就寫在張仲景《傷寒雜病論》（桂林古本）裡，告訴我們外感對經絡的影響至少有一百一十三種變化，也因此每位患者有外感，當下的藥方每個人也不會相同。外感的變化迅速，當我治療新冠肺炎的患者，也常須消息脈證，調整處方，患者可在家使用經脈血壓計，遠距也能提供精準治療。

醫聖在《傷寒雜病論》序中提到，家族一向人丁眾多，達二百人，然而建安紀年以來不到十年時間，家族親屬死亡三分之二，其中因傷寒而死者十分之七。歷史上記載東漢末年，除了戰亂頻仍，疫病也大為流行。張仲景於此亂世之際，感嘆過往先聖醫道淪喪，無法可救治眾生，於是勤求古訓，博採眾方。提煉與承繼《內經》以來漢醫的獨特「萬物一體」系統觀，清楚告訴我們「外感」是人體疾病的源頭。

我們必須先了解漢醫提到的「外感」是什麼，如此才能真正體會科學漢醫的養生心法。在資訊爆炸的時代，我們需要的是先人的「智慧」，收斂生命的亂度，而不是追逐推陳出新的「知識」。

一、「外感」是什麼？

看診的時候，經脈血壓計上顯示患者脈象出現「外感」指標，我便對患者說「你感冒了」，患者常常一臉困惑對我說「可是我沒有打噴嚏、流鼻水或喉嚨痛啊」！根據我們診所臨床統計，初診病人大約七成有外感，而自己並不知道。大家或許可以想一下，許多人感染新冠病毒時，也都沒症狀啊。

一般來說大眾對感冒的認知，常常是症狀出現如喉嚨痛、腰酸背痛胃痛、咳嗽、流鼻水，才會說「我感冒了」。為什麼漢醫可以比西醫提前說患者感冒了呢？那是由於「脈為氣血先見」，也就是說透過脈象，漢醫可以提前三天看到身體的狀況。漢醫處理身體的失衡，早於患者感受的速度，也因此當人肉眼不可見，感官尚未意識到時，漢醫便已經看見，並開始處理了。

因此，冬天門診病人常問我要不要打流感疫苗，我會對他們說你們讓我照顧，可以不用打；我自己十幾年也沒打過一劑流感疫苗。

外感與外在條件息息相關，如天氣

「外感」與天氣等各種外在條件息息相關，醫聖繼承《內經》思想，依據天氣對人體的影響，區分為六種生理或病理型態。分別是風、寒、暑、濕、燥、火稱之為「六氣」，當六氣表現失衡對人體產生了傷害，稱之為「六淫」或「六邪」。

人體傷於當下天氣（外感），若沒妥善處理好，接下來隨著四時循環，六氣便會交織加乘，形成一波未平一波又起的惡性循環。

例如，冬天受寒沒有處理，寒氣羈留於腎經，寒氣經四時循環不斷累積，產生變化與轉化，從腎經循著經絡進而影響到心經或肺經。到了春天便會以發熱的溫病型態出現，嚴重時可能會造成咽喉腫痛、肺炎氣喘、異位性皮膚炎、蕁麻疹等後遺症。拖延至夏天則會影響到脾經或大腸經，以腸胃不適的腹瀉症狀表現，甚至會延續到秋天冬天以咳嗽的形式表現，年復一年永無休止。

張仲景將外感對人體的影響，在《傷寒雜病論》中提出系統性的方法，對治變化迅速的外感，從無形到有形，以六種方法對應治療。從無形的氣分病開始（如患者外感而不自覺），到病情逐漸加重的血分病，不加治療便會出現所謂的有形、看得見的症狀，接下來就是耳鼻喉科看到的臨床問題。

二、人體外感的過程會發生哪些事？

感冒時大家通常會去西醫診所看病，上呼吸道受到感染時，醫師總是先給予抗生素，當成預防治療，接著再進行症狀的治療，針對解熱、消炎、止痛、化痰、止咳與止喘，給予對應的藥物，然後就是等待免疫系統反敗為勝，戰勝各種未知的新病毒。

可是從漢醫的觀點來看，這一看似痊癒過程卻不是這麼單純，感冒（外感）可以由輕到重分成六個階段，每個階段連接到許許多多的各式疾病，感冒（外感）對漢醫來說是複雜快速變化的過程，從這些過程也可以看出人體免疫系統如何細膩運作完成自癒。

而當發燒之時，漢醫協助人體完成發燒的自然過程，因為「發燒」是人體免疫系統完成的極至重要過程，所以我一直強調不要強行退燒，我們依據患者當下的十二經脈氣血虛實，進行診斷開立對應的藥方，協助人體完成這一自然過程。而透過科學漢醫過往臨床的研究，**每一個階段也有明確的操作型定義**，可以精準辨識出人體目前處於何種狀態。

第一階段　邪氣初起，整體正氣充足

感冒病毒最先侵犯脖子與鼻腔，於是我們會覺得脖子僵硬，出現鼻塞、打噴嚏、流鼻水、發熱、怕風或是畏寒等症狀，這些都是身體動員免疫系統，抵抗外邪的病理反應，或者是免疫系統與微生物纏鬥的痕跡與產物，目的就是將病邪限制在身體外圍，進而將之逐出體外，解除威脅。

這就是漢醫所謂「太陽病」，戰鬥發生在最外圍的陽經，邪氣在局部初起方興，而整體正氣充足。經脈血壓計會顯示第四諧波「手太陰肺經」（H_4）或第七諧波「足太陽膀胱經」（H_7），振幅增加的實症，這正是外感的操作型定義之一。

這樣的「太陽病」每日不斷發生，身體本身便有足夠的抗體與免疫組織可以應對，若是本身無既有的疾病，或是潛在的五臟六腑虛損勞傷，這個階段的感冒常常可迅速痊癒，理當在中午陽氣最旺時，症狀就該解除。

如果症狀持續或是加重，就得思考飲食是否有盲點，休息與睡眠是否不足，或者情緒的影響，這些生活作息的細節，對疾病的發展非常重要，甚至勝過藥物治療的效果，決定了是否早日康復或是綿延不停。

另外在臺灣，許多人早上起床鼻塞、一直打噴嚏流鼻水不舒服，到了中午前這些症狀不藥而癒，大家會以為是過敏性鼻炎，其實是夜間身體氣血陰盛陽衰，如同海水退潮了，外圍陽經的氣血循環減少而著涼感冒了；等到晨起陽氣漸旺，陽經的氣血逐漸恢復，動員免疫系統收復失土，如漲潮般一一奪回夜裡被佔領的淪陷區。

第二階段　身體免疫系統全力動員中

身體會出現身熱、汗出、目痛、鼻乾、失眠或便秘的症狀。若是誤以為這些症狀是討人厭的異常反應、過敏或更年期障礙，用抗組織胺、血管擴張劑等症狀治療的藥物來緩解不舒服，不但門戶大開得不償失，還自動繳械撤退讓第一關失守。

防禦反攻的戰線只好移往喉嚨，扁桃腺發炎紅腫、口乾煩躁，甚至發高燒與潮熱。此時身體免疫系統全力動員精銳盡出，務求決戰以一舉殲滅病邪，以免留下後遺症。

這個階段漢醫稱之為「陽明病」，經脈血壓計上會出現第五諧波「足陽明胃經」（H_5）或第八諧波「手陽明大腸經」（H_8），振幅增加的實症，代表身體藉由多氣多血、最大的陽經營造決戰的布局。

氣血幾乎完全動員支援前線交戰的陽經，陽氣極盛，但支持內在組織器官基本功能的陰氣瀕臨代償極限。

必須注意令身體陽盛陰虛的因素，如發汗過多、晚睡、勞累、情緒波動或食用辛辣等等，都會使得「太陽病」演變成「陽明病」。

第三階段　症狀千變萬化，病情易膠著

到了這一階段，身體陽盛陰虛的症狀令人煩熱難耐，不經意就會因習慣性的乘涼飲冷，導致病情反覆發作。若再使用解熱鎮痛劑或肛門塞劑來消炎、消腫和退燒，一旦咽喉淪陷失守了，不但病毒會進一步侵犯到支氣管，原本潛伏在口腔與呼吸道的細菌也起而作亂，造成急性支氣管炎或肺炎。

此時戰線已在半表半裡的三焦網膜，經脈血壓計上會出現第六諧波「足少陽膽經」（H_6）或第九諧波「手少陽三焦經」（H_9）的病理變化，

這就是所謂「少陽病」。常常伴隨許多代償的病理作用，平衡受損的功能並應對外邪的攻勢，所以症狀千變萬化，不但會有咳嗽氣喘、忽冷忽熱、胸悶脅痛、噁心腹痛、食慾不振、甚至小便不利與心悸。

這時候因外在兩道重要的防衛屏障已失守，戰場迫近重要器官，且容易擴散至其他臟腑，不但投鼠忌器易傷及內在組織，再加上免疫系統一波波不斷動員，難免有後援補給不及的狀況，因此病情容易陷入膠著。

若又因不耐症狀反覆難解，而使用支氣管擴張劑或類固醇，不但瓦解了免疫系統苦心營造的退敵戰局與防線，造成病毒、細菌等微生物長驅直入，影響臟腑生理功能，使得病情由陽轉陰而更加複雜嚴重。

第四階段～第六階段　正虛邪勝，戰場深入五臟六腑

第四階段，若攻陷第三諧波「足太陰脾經」（H_3），影響到腸胃消化系統就成為「太陰症」，而有濕邪氾濫，腸胃道功能失調與上吐、下瀉、腹痛等症狀。

第五階段，若攻陷第二諧波「足少陰腎經」（H_2），就成為「少陰症」，並藉由水分與電解質代謝，影響循環系統與心肺功能，進而出現心肺衰竭的內科急症。

第六階段，若攻陷第一諧波「足厥陰肝經」（H_1），就成了「厥陰症」，此時連神經系統與基礎代謝都會受到影響，這已是身體最後一道防線，萬萬不可再失守，因此雖然出現邪氣極盛、正氣極虛、四肢冰冷而畏寒的症狀，但免疫系統時時準備動員突圍，孤注一擲放手一搏，而偶有發熱的症狀，正是兩陰交盡而將亡陽的極至免疫反應。

這一系列的病理反應，就是由感冒外邪而來典型的漢醫所謂「六經傳變」過程，同時也會因個人先天稟賦，與後天經年累月造成的臟腑經絡盛衰相互影響，而產生「外感」與「內傷」交併而更複雜的變化。

原則上在「三陽病」第一至第三階段，邪氣方熾而正氣未衰，戰況雖劇烈，但身體掌握著優勢，只是病勢急迫、症狀明顯。只要不犯錯而成為壞症，大多可以痊癒。

一旦到了「三陰病」第四至第六階段，已成正虛邪盛，但身體仍力圖化險為夷轉危為安，只是戰場在五臟六腑，不但併發症不少，更難免留下後遺症，甚至有性命之憂。

三、發燒——身體抵禦外邪的關鍵時刻

整個外感的過程，不管上述的任何階段，常常會伴隨「發熱」或「發燒」的症狀，所以也稱為「熱病」。尤其「發燒」是感染性疾病重要而共通的病理反應，主要是透過體溫的上升，提高免疫製造與代謝效率，並藉高溫抑制微生物的繁殖。

同時，體溫的上升常常也加快心跳，而使得身體諧波配置改變，由低頻的陰經移往高頻的陽經，由奇數的諧波移往偶數的諧波，所以有「傳經化熱」的病機，是面對外來病邪緊急動員作戰的重要機轉，通常是正邪交鋒對戰的關鍵時刻。

若驟然退燒，將打亂「六經傳變」的病理反應，反而使病邪由表入裡，由陽入陰，甚至成為壞病，也就是破壞正常免疫系統的防禦功能。因此，我再三強調不要強行退燒。

中西醫學對發燒其實有共同的觀點，只是在臨床上，一旦病人發燒超過三十八度半，病房的護理師便會直接投予解熱鎮痛劑退燒，門診的醫師也常被迫開立紅包退燒藥，否則病患與家屬絕對自行服藥退燒。

這種臨床實務與學理的矛盾，主要來自燒壞腦袋的恐怖神話，以及西方醫學臨床面對感冒治療有限的盲點。

其實只要依據《傷寒雜病論》的治療原則，第一至第三階段（三陽病）的發燒必定可以在二十四小時內痊癒退燒；第四至第六階段（三陰病）的發燒有時雖拖延數日，但也都能在四十八小時內得到控制而改善。（郭育誠，血壓的祕密，台北：布克文化，2021，頁 280）

四、外感是疾病的源頭，養生必須從源頭開始

在我們的門診之中，免疫異常與慢性發炎的病患，經脈血壓計上總是出現外感的徵候，絕大多數的癌症患者，脈診也會發現「外感」的現象，甚至經年累月不間斷。譬如肝癌的病患，可以長期出現第三諧波脾經濕邪；甲狀腺異常增生的病患，可以長期出現第四諧波肺經風邪。代表癌症除了內傷的病機外，外感六淫也扮演著重要的角色。

人若長期處於外感之中，容易形成各式慢性疾病。越來越多研究證明甲狀腺亢進與EB病毒感染有關，而且也是造成鼻咽癌的一個重要病毒，與頭頸部癌症非常相關，所以不只是甲狀腺機能亢進，有些結節，甚至甲狀腺低下問題等，都是甲狀腺遇到病毒感染，產生自體免疫破壞。醫學臨床研究也證實病毒感染，參與了許多癌病變的發展與惡化，像是B型肝炎病毒與肝癌的關係，人類乳突病毒與子宮頸癌的關係。

這些臨床上的研究，更讓我們得以驗證《內經．上古天真論》養生之法的簡潔妙用，涵括身心靈，無出其右。上古聖人可以形神俱在，終其天年，活百歲離世，在於他們有智慧，明白宇宙天地之道，飲食節制，規律起居，不做虛妄之事。可是現在之人難以如此，縱情往外追求，不知持守，以妄為真，因此半百之時便開始衰頹。

「外感」是疾病的源頭，其中「風為百病之長」。感冒時身體進入類似戰爭的混亂狀態，消耗最大的體力與資源，也因此上古聖人開宗明義告訴我們「虛邪賊風避之有時」，「聖人避風如避矢石」預防外感風寒所造成的大部分疾病，便完成科學漢醫養生的絕大部分了。

「虛邪賊風」就是忽冷忽熱的天氣與溫度異常變化，造成人體體表物理條件恆定的破壞，也就是「風寒」。寒冷不可怕，可怕的是風寒。一旦維持恆定的條件破壞了，人體循環與免疫系統無法有效運作，體表伺機而動的各種微生物便會大舉入侵。舉例來說，大從季節變化之際天氣的變化，或是颱風寒流酷暑等，小從頻繁進出冷氣房、戶外運動流汗吹到風，亦或是沐浴後貪涼等。

因此，**在後疫情時代懂得預防外感，比起吃什麼增強免疫力，是更有效率的養生法。**

五、後疫情時代常見的迷思

發燒了，趕緊退燒是最要緊的嗎？

科學漢醫　當病毒入侵時，身體的免疫系統動員抵抗，才會發燒。不當退燒讓免疫系統受損。

疫情時新聞報導曾提到幾位重症小朋友的狀況，其中一位還發燒至四十二度。根據我的臨床經驗，發燒至四十二度，家長可能至少退燒兩次以上，才會如此嚴重。

為什麼會發燒？就是病毒入侵時，身體動員免疫系統抵抗，所以才會發燒。試想兩邊軍隊打仗，打到一半時，直接吃退燒藥，等於是讓自己的軍隊退兵，甚至消滅自己的軍隊，也就是敵軍大量增兵的同時，您卻消滅自己的軍隊！

大部分的人吃了退燒藥後，成天感覺昏昏沈沈，精神不濟，也就是您自己的免疫系統也受損了，典型的「自毀長城」。等到下次外敵又兵臨城下時（再度外感發燒時），面對強敵，身體自然得動員兩倍的兵力，或者對抗得更加吃力，想想剩下來多是老弱殘兵，於是發燒時溫度更高，這時候再吃一次退燒藥，又再一次殺死自己的軍隊。

家長們一定要注意，常常給自己小孩吃退燒藥，等遇到嚴重病毒時便容易燒得更高，甚至演變成急性肺炎必須送醫。當住院流程跑過一遍以後，小孩子約莫只剩半條命，傷到脾肺而晚上惡夢連連！重病之後也常常會出現過敏、異位性皮膚炎、氣喘的症狀，其實是不斷反覆感染造成的。

Omicron大流行時，我一直呼籲大家「不要」隨便吃退燒藥，那真的是在自尋死路。醫聖張仲景的《傷寒雜病論》，針對每個人對抗病毒所引起的每種反應，分別給藥，增強您自己的免疫力來對抗外敵。在書中不斷告誡大家「誤治」的可怕。「一誤尚引日，再誤促命期」！藥就是毒，苦寒傷陽氣，辛熱傷陰血，沒有經過診斷用藥，一定弊大於利。

對於診所裡每一位快篩陽性的病患，我開的藥方都是不同的，由於每個人的免疫力狀態不同，所以我的診所不會有「清冠一號」。

point

發燒了，怎麼辦？

發燒是外感熱病的關鍵症狀，也是臨床最重要的課題之一。這些診療的標準程序，皆記錄於醫聖張仲景的《傷寒雜病論》，我只是遵照醫聖的心法而已。

「醫師，我的小孩同學確診，現在發燒怎麼辦？」

「長輩確診發燒怎麼辦？」

「前兩天開的藥還能吃嗎？」

通常兩天前脈象便會顯示外感風寒，所以兩天前的處方中已經有治療病毒感染的藥物，繼續服用即可。發燒是關鍵時刻，絕對不能隨便退燒，要讓病程走完，問題才會解決。精確的中藥處方可以縮短病程，並提升免疫系統的效力。只要將原本一天吃三次藥，增至一天四次便可以退燒。

那燒到四十度以上怎麼辦？會不會燒壞腦袋？

不用擔心！只要是精確的診治，發燒會在當夜十二點左右燒到最高，然後緩和下來，到了清晨便恢復正常。

爲了精確診斷，疫情期間我會讓居家隔離的病患，借用經脈血壓計在家量測，就是爲了精準的診療。二十幾年前，我也常在半夜守著發燒的病患，除了關心病情之外，也增長自己臨床經驗。這些經驗藉由脈診儀累積下來，如今發高燒的問題，都能迎刃而解，只要病患精神狀態良好，就不必擔心。會燒到四十度以上，通常是先前錯誤的治療造成，最常見的就是不當的退燒與解熱鎮痛劑。

發燒時飲食作息要注意什麼？

晚餐食用以新鮮白米煮成的粥，加些許鹽與淋上一匙紫蘇油，晚上早點就寢。半夜若發汗，請更換新的衣服，不要再受寒濕。若半夜醒來，可以再多吃一包藥。

喝水時不可以猛灌，要頻頻飲水（增加飲水的頻率）。口渴時，喝一半量，渴了再喝，若隔天早上起床退燒，便可以安心了。隔天早上醒來，請還是立刻吃白粥淋紫蘇油，補充身體能量。記得皆要以生米現煮成粥。

若隔天還發燒怎麼辦？

通常新的外感，當天就可以退燒。但若有痼疾，如氣喘、過敏或自體免疫疾病，便會以低燒來延續戰鬥，此時發燒過程必須保暖，多休息（平躺才能達到最佳休息效果）與注意飲食，稍不慎便會再燒起來，這時候就需要再量測一次脈診，上傳資料給醫師，看是否需要更改藥方。

會有燒好幾天的狀況嗎？

有的，腸病毒重症常常會發燒三天。但只要精準診治，會一天燒得比一天低。症狀也會一天天改善。這個緩解的過程，也可以透過經脈血壓計的亂度收斂呈現出來。

染疫時清冠一號可以每天吃嗎？

科學漢醫　病毒感染讓病情變化很快，必須如醫聖仲景所言「隨時消息脈症」。

遠距視訊看診一位剛快篩新冠病毒陽性的患者，主訴鼻塞、發熱煩躁、大便不順暢。透過經脈血壓計量測結果，根據脈症得到的資料開立經方大黃蟄蟲丸。病患居家隔離在家中，以經脈血壓計追蹤第二天脈象沒有改變，所以維持原方。

第三天吃完兩天大黃蟄蟲丸脈象已經改變，症狀變成大便順暢，一天兩次，鼻涕倒流、夜臥不安，氣逆微咳，改開經方桂枝龍骨牡蠣湯。由此可見病毒感染的變化很快，必須如醫聖所言「隨時消息脈症」。

打過疫苗的病患，外感新冠病毒會呈現溫病的反應。但是病情變化不脫《傷寒雜病論》的範圍。關鍵在於《桂林古本》的完整架構，就像

《易經》雖分上下經，但沒有人卜卦解卦只用上經，那是不會準的。所以怎麼可能一直吃同樣的藥？

若是沒打疫苗的人，感染了新冠病毒，身體的免疫系統動員便是從零開始，逐步建立抗體機制。這時候以經脈血壓計量測，便會出現第四諧波肺經或第七諧波膀胱經偏盛的變化，也就是醫聖張仲景在《傷寒雜病論》中所提及的太陽病變化。接下來也會如書中所述的典型六經傳變病理發展（可參考本章第九十一頁、人體外感的過程會發生哪些事）

坊間《清冠一號》剛開始時建議連吃十天，讓我感到不解，如此苦寒的藥，建議劑量又那麼大，若是胃氣弱的病患是不適合的，有寒邪的病患也不適合。服用後若腹瀉請自動停藥，請醫師處理。傷寒熱病變化甚快，開對的方治療，效如桴鼓，更是中病即止，隨脈症變化再開新方。畢竟病毒是活的敵人，不會在原地不動挨打，治療的重點在於「逐外邪、安臟腑」。

切記不能吃退燒藥或消炎藥只會更糟，經云「傷寒熱病，熱雖盛不死」但隨便退燒就是「找死」。許多快速死亡的病例，就像兩年前義大利許多人服用布洛芬退燒，導致重症死亡的病例一樣，皆是犯了最基本的錯誤。

發燒是身體免疫系統動員的自然反應，在病邪與免疫系統對抗時，用消炎藥破壞自然的免疫系統反應，後果如何？就會像苻堅的八十萬大軍，面對東晉謝安長江對岸軍隊的要求，退兵十里，結果導致兵敗如山倒！

發燒是關鍵時刻，經方家一定能在一天內讓發燒的病程完成，由危轉安，前提是要精準診療。我的醫術不好，沒有脈象不敢亂猜開藥，所以只好藉助經脈血壓計輔助遠距醫療。

新冠肺炎確診之後，會有後遺症嗎？

科學漢醫　有沒有後遺症得看以什麼方法治療，用醫聖張仲景的方法治療，每一次生病，免疫系統只是變得更強。

電視節目上某位名醫說新冠確診後即使康復，仍有許多後遺症，所以他宣稱他不要染疫，不要與病毒共存。

我還是要反覆不斷地呼籲，如果是用像退燒藥的方法對抗病毒，也就是用「自毀長城」的方法治病，當然會造成後遺症，因為免疫力都嚴重下降了。如果以醫聖張仲景的方法，增強自身免疫力的方法來治病，每一次生病，免疫系統只是變得更強！

診所中有一位患者，確診前因為不願意忌口，並不認真回診調養，甚至確診後自己還先吃了四天的清冠一號，病情加重後，才趕快向我求救。快篩陰性後留言反饋「氣色變好了，白眼球原來是黃的，現在也變清澈了」。

另一位患者平時認真調養，免疫力比較好，確診後自己留言，沒什麼症狀很快康復。還有全家三位皆確診，發燒兩天內便退燒了，非常慶幸有事先拿藥。此外，診所幾位患者快篩陰性之後，皆無後遺症，因此確診後，有無後遺症，重點在於以什麼方法治病。

倒是彼時媒體或利益團體，一天到晚製造恐慌，將疫情無限上綱到極度恐怖，極度恐慌帶來極大利益。口罩、快篩劑、抗病毒藥物、疫苗等，每一樣都是巨大的金額，還可以限制人民自由。每天焦點在染疫的人身上，好像世界上再也沒有其他需要治療關注的重大疾病。

清冠一號藥效太強，正常人不要吃，那麼可以改喝醫師配方的「防疫茶」嗎？

科學漢醫　只要是含有中藥的就是『處方』，開方要根據患者當下的十二經脈氣血虛實，藥方不可隨便服用。

疫情流行期間，開車聽廣播時，主持人說「某公務機關特別呼籲大家不要囤清冠一號，這個藥只適合重症的人吃，輕症吃了也沒效。所以沒染疫不要吃，吃了沒效！」但主持人接著又說「這個藥苦寒吃了會拉肚子，或身體變虛，萬一不小心吃了，就要吃點保健食品或是四神湯來補」。

我聽了直搖頭，搞了半天原來還是銷售保健食品的話術，回家後上網搜尋清冠一號副作用，總算出現幾篇零星文章說明以上的副作用。但結論卻是清冠一號藥效太強，正常人不要吃，可以改喝醫師配方「防疫茶」，等於又是一篇銷售商品的貼文。

讓我不禁感慨，什麼資訊最可怕？就是文章的前面一半是正確的訊息，讓你信以為真，後面說得天花亂墜你也當真了，這就是現在資訊爆炸的可怕！

不少病患在當代漢醫苑LINE@留言詢問：「某某『防疫茶』能不能喝？」

連國家中醫藥所的防疫茶內容也放上來詢問我能不能喝。我的回答是「**開方要根據患者當下的十二經脈氣血虛實。藥方不可隨便服用。只要是含有中藥的就是『處方』，每個人體質不同怎麼可能吃一樣的藥方？即使冠冕堂皇的冠上養生茶、防疫茶、美容茶、瘦身茶等名目，若沒有根據自身的經脈量測資訊而吃的中藥，焉知不是挖東牆補西牆？補了這個，虧了那個？**」

至於保健品能不能吃，只說明一個原則——

當你食用保健食品時，最好保證食用這些保健食品的同時，你的身上沒有任何癌細胞或病變壞細胞，不然你也同時在養大它們，壯大自己的敵人。原因無他，這些病變細胞可能比正常細胞，更愛吃這些保健營養品！

病毒感染人數變多了，你能做什麼？

科學漢醫　每個人身體的電磁場就像一個防護罩，請務必好好保暖，不然你的防護罩便失靈了（流行性病毒感冒肆虐時也適用）。

病患來診所時，若穿得太少，我會叨唸一句「多穿一點，要有領子有袖子」即使夏天也要注意保暖，為什麼？哺乳類動物中，人類是「裸猿」，是唯一沒有大面積毛髮的。沒有毛髮，皮膚變得容易散熱，但是也很容易失溫。以前我讀西醫的時候，也可能認為衣服穿多穿少，怎麼會有影響？其實是當時的我，不了解人身體表面的電磁場，對溫度恆定的維持是非常敏感的。

大家以為新冠病毒感染的過程中，好像是直接接觸之後才會傳染，事實上，每個人身體的電磁場，就像一個防護罩，如果沒有做好保溫，你的防護罩便失靈了。

所以**保暖變得很重要，要穿衣服戴帽子，這些看起來像是日常生活中的小事，卻是支持與維護人體免疫力的重要環節**！試想，疫情最嚴重的地方是在哪裡？從古至今，一開始皆是從最冷的地方而起的。

任何的傳染病皆與季節相關，也與溫度相關，天氣慢慢回暖時，大部分的傳染病傳播速度便會降下來。雖然我們不能控制外面的天氣，卻可以控制自己身體的溫度！穿好衣服，戴好帽子，不要著涼，如此便減少病毒在身上擴張的危險，你的免疫系統也更能有效力地抵禦它們。雖然我們不能控制外面的天氣，卻可以控制自己身體的溫度。

回到《內經》的智慧，虛邪賊風避之有時，不管有沒有疫情，我們必須認知，人體實在深受大自然天氣影響。

為了不受到感染只好持續打疫苗，但為什麼已經打了三劑疫苗還是會中獎呢？

科學漢醫　疫苗是為了防止重症或是死亡，不是為了防止感染。其實若能守住肺經與膀胱經，病毒便不易往身體裡面跑。

為什麼打了三劑疫苗，還是受到感染呢？原因在於當初研發疫苗時，並不是為了 Omicron 而設計的，Omicron 病毒基因突變後，只會侵入到喉嚨，不會跑進肺裡，因而它的死亡率自然降低。也因此輝瑞藥廠表明他們不再研發製造Omicron疫苗，對藥廠來說效益不大，Omicron不會致死，能防範的效益不大；試想，你會研發生產預防鼻塞的疫苗嗎？不會啊！你會生產預防喉嚨痛的疫苗嗎？也不會啊，鼻塞或喉嚨痛皆不會致命啊！

之前大家打的疫苗防止的不是Omicron，而是防止跑到肺部的病毒。於是大家對施打第三劑疫苗產生疑惑，到底對防止Omicron幫助大嗎？如果不大為什麼還要施打呢？因為彼時沒別的疫苗可以施打。

診所門診以經脈血壓計量測施打完第三劑疫苗的病人，皆顯示出他們第一諧波肝火變大，也就是代謝負擔加大。原因是疫苗是空包彈，不是真正的病毒入侵，打進來之後免疫系統當然拉高，但不會拉太久。身體不會莫名其妙反應，免疫反應動員起來會影響身體，過度免疫便會造成身體負擔（肝火變大）。

於是我們看到患者施打第三劑後，免疫系統只會上來三個月，然後便失去作用，因此還是會受到感染。原因在於Omicron病毒並不危險，連我們的免疫系統都不認為它是嚴重的外來威脅，不想持續拉警報。

所有疫苗的初衷，是為了防止重症或是死亡，不是為了防止感染。對於那些感染後會導致重症或死亡的慢性病患，我們應該下功夫的是，控制好潛在的病理問題。更何況原本的藥證或緊急授權便已經證實，打了兩劑即能有效防止重症或是死亡。

為了不受到傳染，持續施打疫苗沒什麼效用，不可能讓「每個人」第四劑或第五劑疫苗，皆能維持三個月的效期。所以若想靠打三劑四劑防止Omicron傳染，我們付出的代價恐怕不只是金錢的問題，畢竟mRNA是很新的技術，迄今沒有足夠的研究告訴我們，不斷地施打mRNA到體內會產生什麼問題？在面臨疫苗副作用與實際效益之間，孰輕孰重？

為了防止重症，漢醫其實很早便提出有效的治療準則，根據我們的研究，所有的病毒感染會有共同的現象——

脈診上會出現第四諧波（肺經）與第七諧波（膀胱經）振幅上升的實證（郭育誠，血壓的祕密，台北：布克文化，2021，頁272。）。這個現象很容易理解，第四諧波與第七諧波主管人體外面的肺經和膀胱經，等於是我們人體的「萬里長城」。

肺屬於人體正面的肺經部分，包括手臂內側部分皆由肺經主管。膀胱經是人體後背的部分，一般來說只要病毒感染，人體會先讓這兩處等於是我們的前線開始增兵準備打仗。

為什麼有些人打勝仗，有些人打敗仗呢？關鍵在於防禦做得好不好。

有些人打打噴嚏，或者咳咳嗽排除病毒後，身體便沒事了。可是有些人身體狀況不是如此，病毒會往身體裡面跑，衍變成肺炎。肺炎便會傷害人體的呼吸功能與供氧，最後造成缺氧。新冠肺炎最嚴重的症狀便是缺氧，是由於病毒侵犯到肺部，呼吸功能無法正常運作。

科學漢醫的治療過程，便是守住這兩條「萬里長城」！守住，不讓病毒往身體裡面跑，只要病毒不往裡面跑，病情便不會嚴重。

point

疫苗副作用漢醫可以治療

患者在美國醫學研究中心工作，疫情其間因工作所需，施打三劑BNT疫苗，注射後產生呼吸困難，無法自主呼吸。曾前往美國醫院檢查，排除心肌炎，卻檢查不出原因，醫師只叮囑多休息。回來台灣看診後，吃了三天中藥便能自主呼吸了。

為什麼會出現倦怠、咳嗽、腦霧、呼吸不順暢等長新冠症狀？

科學漢醫　新冠後遺症與重症病例，其實是治療不得法所產生的「壞病」。務必注意飲食與多休息。

隨著確診人數增加，除了重症死亡令人擔憂外，長新冠的病例也越來越多。大約百分之八的病患感染兩週之後，依然會倦怠、咳嗽、腦霧[2]、呼吸不順暢等，出現長新冠的症狀。這些新冠後遺症與重症病例，其實就是治療不得法所產生的「壞病」。

一千七百年前醫聖張仲景的時代，於《傷寒雜病論》中便諄諄告誡，外感應該使用辛甘發散將邪氣往外推，不懂四氣五味處方原理的庸醫，卻用苦寒之藥，包括退燒藥，引邪氣入身體內部。畢竟瘟疫漫延的年代，人們常因錯誤的治療喪失寶貴生命，累積許多經驗，但人性依然無知如昔，千年下來也無太大的改變。

疫情期間，我們每天透過經脈血壓計，對新冠確診患者進行遠距醫療，以實證數據支持印證漢醫的智慧。外感熱病變化多端，尤其是先前不當治療的病人，更是需要脈診量測數據來鑑別診療，透過經脈血壓計的精準診療，大多數的病患皆能於一兩次的診療過程得到痊癒。

至於為什麼有些病人患病兩週後，依然出現症候，持續不舒服。除了錯誤的治療之外，「食復」與「勞復」都是原因。這也是醫聖張仲景在《傷寒雜病論》中特別以一章節加以強調。

所謂「食復」就是錯誤的飲食導致病情復發，而「勞復」就是病後

2 腦霧（brain fog）不是一種疾病，是一種症狀和現象。根據國外醫療保健媒體 Healthline 的資料，常見的腦霧症狀如下：記憶力出問題（例如突然忘記自己在哪裡，或玩配對遊戲始終無法完成）、專注力下降頭痛、頭暈、無法靜下來思考、憂鬱、焦慮理解力下降等，腦霧和新冠肺炎之間的關聯性，科學家仍在討論。（摘自康健雜誌網站 https://www.commonhealth.com.tw/article/86502）

體力尚未恢復，過度勞累導致病情復發；這些問題經方皆有解決的方案，所以最近處方竹葉石膏湯與梔子豉湯的病患占了不少，病患也會覺得自己的身體恢復正常了。

周圍若出現長新冠的朋友，務必注意食物與休息的課題！但最重要的是避免「錯誤的治療方式」導致身體不必要的傷害，特別是新冠病毒感染這類型的外感，病情變化快速且因人而異，務必精準掌握十二經脈氣血虛實，才能在最短時間內度過這個危機。

更需留意稚幼的小朋友，他們免疫功能尚未完成，絕對不能隨便用藥退燒，尤其是塞劑。不但折損了免疫力，也直接傷害陽氣，就算燒退了，也會衍生出反覆感冒甚至過敏的問題，不可不慎。

point

民眾感染病毒在家（如新冠或是病毒流感），可以做什麼？

1 定期量測自己的體溫、血壓、心跳、血氧並做紀錄。

2 一定要好好休息，請平躺才能達到最佳的休息狀態。

3 可以食用新鮮白米煮粥，加一匙紫蘇油與一點鹽。前兩天多食用幾次，切記不能餓肚子，血糖得維持比正常值內略高，才會打勝仗。

4 穿薄長袖，不要怕熱，出汗才能達到去外邪（病毒）的作用，讓身心靜下來。

5 夜間溫度的變化易讓身體受寒，發汗後請立即更換新衣服，即使半夜睡時發汗，也要起身換乾淨的衣服。

6 絕對不能開窗戶睡覺，關鍵在於發汗時要小心。

特別留意夏季夜晚之時，請將臥室空調溫度降至攝氏二十七度以下，以免發汗過度，影響睡眠品質，嚴重時甚至造成傷暑的後遺症，也請勿使用電風扇。

由於臺灣常見的鋼筋水泥房子，原本是溫帶寒帶環境保暖的良好設計，白天日曬吸熱，晚上混凝土發散熱量，然而在臺灣濕熱氣候下，夏天晚上屋內便成了蒸籠（請參考第 208 頁〈夏天睡覺時不開冷氣對身體真的比較好嗎？〉）。

7 若一覺到天亮，一起床便喝粥（請用新鮮白米煮粥）除了暖胃，也可以幫助微微發汗。

第三章 —— 科學漢醫的日常食養

奠基於守護人的整體系統

不要隨便吃補藥

常有病患問我「是不是要吃什麼，或是補什麼增強免疫力」，我總是如此回答『不要隨便吃補藥，無論食補或是藥膳，尤其是病毒大流行的時候』。

因為不知道何時你的身體處於外感之中，有些外感甚至毫無症狀。可是你已經感染了，卻仍然吃補藥，這時便是自尋死路，等於讓體內同時產生兩股力量，互相攻補拉鋸。有時候看到有些人的臉色異常地紅潤，其實就是補過頭了。

疫情造成那麼多人死亡，到底是病毒本身就如此強大，還是病患接受誤治導致死亡率提高？有些感染的人毫無症狀或是輕症，有些人卻嚴重致死，難道是機率的問題？當然不完全是，或許和病患亂吃藥有極大的關係。無論是清冠*號，還是轉骨湯，一個極寒，一個極補。兩個如此極端的藥方，竟然當作商品販售。多數人遇到不適，也只能摸摸鼻子，自認倒霉。

服用極寒的藥方當然拉肚子，而更讓人憂心的則是，患者多半無法分清楚「後遺症」或是「副作用」。食用極補的轉骨湯，以為會像武俠小說主角一樣，突獲神力，千錘百煉變成根骨奇佳的人？然而現實是小孩子根本無法負荷，高燒不退，心跳加速，心臟承受不了，隨時可能休克。

這也是為何許多西醫排斥中醫，他們在醫院處理中醫不當用藥的爛攤子，可能比我還更多。這也是一種惡性循環，西醫老是處理爛攤子，所以不信任中醫，交代病患不要吃中藥；而西醫治不好的疾病，病患便會找其他管道治療，反正死馬當活馬醫，於是就有更多的悲劇發生。中西醫彼此不信任，這也算是台灣獨特的文化，在日本沒有中西醫之分，西醫也可以開中藥，中國也是。

這也就是為何我努力不懈地推廣漢醫科學化，科學工具可以量測出這些補藥或食補，對身體十二經脈造成何種影響。如果無法了解自己身體十二經脈氣血虛實，千萬不要亂吃補藥。

肝實脾虛的救命仙丹，不吃飯當然便秘

一位複診病人回診，向我抱怨便秘的問題。我查看了上次初診的處方籤，明明就是處理排便不順暢的「大柴胡湯」。為什麼病患還是便秘呢？於是詢問病患一天吃幾碗飯，病人回答「兩碗飯」。我告訴他那當然要便秘，少了幫助排便的膳食纖維，能量又不足，大便當然排不出來。

「那我一天要吃幾碗飯？」我回答「四碗白米飯」病人回答「那不會得糖尿病嗎？」我說怎麼會得糖尿病，一碗白米飯八十克，四碗飯三百二十克，完全消化吸收後，產生一千二百八十大卡。人體一天的基本熱量是一千五百大卡，吃了四碗飯根本尚未達到基本熱量，怎麼會得糖尿病呢？

「那我可以吃糙米或紫米嗎？」「當然不行，你的胃氣不足，吃糙米或紫米不好消化的食物，只會增加腸胃的負擔，白白浪費力氣，而且吃完後心悸怔忡。

「那我可以只吃兩餐嗎？」「當然不行，人類好不容易從無時不刻都在進食的哺乳類動物，藉吃熟食與直立進化到一天三餐，讓大腦可以有充足的血糖，從事思考、記憶、運算與創造。如果少了一餐，將會有幾個小時腦內的血糖太低，不利於這些高等智能的運作。除非你整天發呆不需用腦。特別是小孩發育時期，一定要三餐正常，否則便會影響到智力的發展。

「可是道家不是有辟穀與西方醫學斷食的療法嗎？」病人繼續追問。不分虛實是不行的，虛症還不吃，當然更虛。「大便不通不是實症嗎？」

你是肝實脾胃虛，所以必須瀉肝火補脾胃，大柴胡湯瀉肝火，但如果不吃白米飯補脾胃，不但大便不能通暢排洩肝火，脾胃也無法將血糖送到腦部。這時候肝火反而更大，就會出現頭暈、煩躁、失眠的問題。

病患的整體治療由於白米飯攝取不足，前功盡棄。但如果不是經驗豐富的經方家，非但不能理解，反而會加重大黃的劑量，或換其他的方劑。還好有經脈血壓計將十二經脈氣血虛實，分得清清楚楚。

我不但不換藥，照原方「大柴胡湯」，只要求病患嚴格執行醫囑，每天三餐吃足四碗八十克的白米飯，如此十二經脈氣血虛實，便會趨於平衡，亂度也會收斂。

門診中有這樣想法的病患多不勝數，『迷信』吃白米飯會得糖尿病，受便秘之苦，其實只要遵守醫囑，不但不會得糖尿病，還會瘦下來，每週至少減重半公斤。

對於「肝實脾胃虛」的病患，白米飯比人參好用，真是救命仙丹！

科學漢醫的食養法則奠基於「守護人的整體系統」，守護好循環系統，人體免疫力便會自然運作，發揮功效，不需要多吃補藥，或是食補。若是不明白人體系統如何運作，任何養生皆如夢幻泡影。透過明瞭人體循環系統如何運作，我們可以檢視日常生活中的養生行動，是否符合「守護」身體，抑或只是增加了身體的負擔而不知。

漢醫對身體循環系統的認知，不同於西方醫學的關注，如血液在血管內流動的特性，如血液流動的速度、壓力、阻力、黏度等因素，對心血管疾病產生及發展的影響。一般人以為人體的循環系統，如同自來水廠供水系統一樣，從高處往下輸送血液。由科學漢醫的角度來看，身體的循環系統並不是如此運作的，身體比較像是廣播電台的運作方式，每一個器官有著不同的頻率，透過調頻共振，血液便可輸送到器官。好比聽廣播節目的時候，如果你想聽 FM99.7 的台北愛樂電台，當你調到 99.8，肯定收聽不到，調到 99.72 雖然只差一點點，可是鑾多雜訊，要剛剛好調到 99.7 才能清楚收聽到。

一、人體循環系統的運作靠「共振」

一般日常家用的任一款小型的 LED 燈炮，也要耗電五瓦以上功率才能發亮，而我們的身體有「共振」的機制，小小的心臟才能以一點七瓦功率，推動人體五至六公斤的血液。不只如此，身體的效率更是高達百分之九十八以上。現今人類所建造的電廠，最高的效率也才大約百分之四十以下，身體的效率其實是遠大於所有發電廠的效率，這是非常特別的人體智慧。

有關人體共振機制的研究，三十多年前王唯工教授提出「器官與心臟的共振」，提出每一個器官對應各自的共振頻率。並且發現了人體的循環系統，具有過去西方醫學未知的物理特性「共振」。經過一系列的脈搏研究（血壓波的週期性研究）[1]，藉由心臟週期性的跳動，分析出血壓波其中十個諧波，再加上呼吸波與直流共十二個諧波（亦即十二種頻率），這十二個諧波分別可與古代漢醫經典中十二經脈與臟腑的對應，如心氣、肝氣、腎氣、脾氣、肺氣等。（透過經脈血壓計量測出來的是機械波，與坊間運用各種不同的電儀器量測不同，電磁波是另一種波長，請不要混為一談）

過去西方醫學不了解人體心臟的效率，為什麼這麼高？然而從科學漢醫觀點來看，可以更容易明白，人體其實具有十二個頻道，用來提升效率。如同我們現在的電波一樣，好比頻寬，4G或5G差別在於頻寬，頻寬越寬越大，便能夠產生更好的效率。

總體來說，人體大部份的疾病皆與循環有關，如血管栓塞、高血壓、糖尿病等都皆由循環變差所致，所以我的治病原理從改善循環下手，調整身體頻率回到一種和諧狀態。然而要怎麼調整呢？如果只調整一條經

脈有用嗎？當然不會發揮效用。

人體的十二條經脈，如同一個交響樂團，由弦樂、管樂、打擊樂等組成，弦樂還分小提琴、中提琴、大提琴，管樂分木管與銅管，樂團要演奏出完美的旋律，每種樂器部都必須調到和諧，若是其中一部音（一條經脈，也就是諧波）不準，其他樂器部音也會偏離。也好比我們彈奏吉他前的調音，只調緊其中一條弦，其他的弦不調整，也調不出和諧的音調，因此必須互相平衡應合。

特別提醒讀者，『適當適度』的運動可以改善循環，但長久劇烈運動則會增加心臟負荷，別忘了，心臟只用一點七瓦推動身體五公斤血液，所以馬拉松比賽或是三項鐵人，時有參賽者猝死，原因在於心臟超出負荷。

1 郭育誠，上池之水，台北：當代漢醫苑，2013，頁106-139。

二、人體循環系統第一優先任務——供應頭部血液

為了讓人類可以擁有「意識」的活著，「健康」人體的循環系統無時不刻一直處在動態平衡之中，完成供血腦部的第一任務。可惜我們無法覺察，通常要等到身體出現問題才意識到，而所意識的又不及人體的智慧，因為早已破壞複雜的十二經脈的平衡機制，我們卻以為只要吃什麼補什麼就可以回復，其實並沒有這麼簡單。

人體的腦細胞只能藉由氧化葡萄糖得到能量，而且腦部沒有額外的庫存，或備份葡萄糖或肝醣可以使用。只要局部嚴重缺氧超過五分鐘，腦細胞便會造成不可回復的永久性壞死。也就是說，人類腦部沒有存放氧氣的地方，都是用現金，不是期貨、股票。缺氧的時候全無可替代之物，腦部血糖不夠，還可以用酮體來能源發電，可是若缺少氧氣，完全沒有辦法，這是人類設計的極限。

人體智慧如何完成供血到腦部的第一任務，而我們全然沒有意識到呢？讓我們慢速並聚焦人體動作的一瞬——

每當人體從休息到產生動作的這一瞬間，心臟和冠狀動脈血流增加三倍，心的輸出量同時也增為三倍，身體各個組織的血液分配，即刻產生整體系統性的調整，例如骨骼肌肉系統得到增加十倍的血液，皮膚為了散熱增加四倍，消化系統減少百分之二十四，泌尿系統減少百分之五十四，驚人的是腦部血液流量依然保持不變。

如同前段所敘述，由於人體共振機制，心臟比發電機厲害，停電後的發電廠要再復電，也無法立即供應原來的電量，需要時間慢慢產生電力，而人體卻不需要，並且能瞬間立即彈性處理人體血液的分配。

這一現象亦可從經脈血壓計看到，當單數頻（奇數頻，即肝經、脾經、胃經、膀胱經）拿不到血液，數值顯示立刻減少一半，也就是雙數頻率的肌肉系統得到供血，單數頻率的消化系統（即腎經、肺經、膽經等）和泌尿系統少了供血。

在頭部不同部位的缺血與缺氧，是造成頭痛的原因。腦部深層組織缺氧的早期訊號，便是睡眠障礙，而依據不同時段的睡眠障礙，身體也告訴我們哪些經絡失衡。經年累月更易造成病變，依所在腦細胞負責功能的不同，而顯示不同的疾病，如憂鬱症、失智症、巴金森氏症等。

三、人體獨特的設計——有如變頻冷氣般，透過經絡分頻管理

為了完成頭部供血的第一任務，人類與動物的消化系統設計截然不同！人類的腦細胞十分特別，它與腸細胞一樣，只吃葡萄糖當燃料，其他都不要。就像我們去加油站加油一樣，加油站可以加九二無鉛、九五無鉛或是九八無鉛汽油，可是腦細胞只吃九八無鉛的油，加九二無鉛的

油會損壞引擎，更不用提大部分的細胞都**以葡萄糖當主要能源**。

如果沒有透過加溫加熱，稍微破壞一下食材的細胞壁、細胞膜或纖維質，現代人根本無法一兩個小時內消化掉食物，於是胃總是工作滿檔，全身的氣血大半鎖在中焦，根本沒有時間調度去做別的事，就像吃完飯立刻工作或開會，總令人容易打瞌睡。

所以漢醫最重視「胃氣」，認為是後天氣血之母，胃氣是其他陽氣的源頭，唯有中焦足陽明胃經充分消化吸收水穀之氣，並且排空食物以後，傳輸食物的精華於相表裡的足太陰脾經，再貫注於血脈之內，並藉由循環系統敷布全身，血中的血糖夠，氣血才可以往上焦輸送，維持頭部的腦細胞的正常運作。

試想哺乳類最早的始祖之一囓鼠類，以四足爬行，整天覓食與進食。比較大型的哺乳類動物像六畜，依然以四足行走。牛跟羊為了分解草類，甚至還發展出四個胃，可以想見他們的身體，為了維持消化系統與代謝，耗費很大的能量。

人類設計的奧妙，在於可以直立，懂得用火可吃熟食，如此腸胃才有排空之時。兩頓飯之間腸胃排空食物之後，消化系統的經脈才能往上供應腦部血液，人類才能用腦思考。飯後一用腦便打瞌睡想睡覺，主要是血液往下到中焦（除非肝火變大，同時供應中上焦）由於血液上不到頭部，跑到腸胃肝膽來，腦部若是沒有足夠的供血，是無法取得足夠的氧氣與血糖來運作。大約過了兩小時，腦部的血糖不夠用，於是要分解肝醣，便又昏昏欲睡。

六條上到頭部的經脈都是陽經，為什麼古人命名胃經（第五諧波）、膽經（第六諧波）、膀胱經（第七諧波）、大腸經（第八諧波）、三焦經（第九諧波）、小腸經（第十諧波），而且幾乎都與消化系統相關，因為這些經脈以前都是工作完就休息，演化上的大突破就是，人體可以運用它們來做別的事。

就和變頻冷氣一樣，人體也可以分頻管理，人體分成上、中、下焦三頻，下焦的主頻是足少陰腎經（第二諧波），中焦的主頻是手太陰肺經（第四諧波），上焦的主頻是足少陽膽經（第六諧波）。進食時人體中焦以四五諧波（肺經與胃經）運作，等到消化完成，才能拉到六五諧波（膽經與胃經），往上走作用到腦部。

後來我們的研究也證實，六條上到頭部的陽經屬於六腑，都是高頻的諧波，由低頻陰經諧波「耦合生成」。什麼是「耦合生成」？就是若無低頻，則不會產生高頻，所以一旦低頻出問題，高頻便不會穩定。

坊間也流傳胃不好的人，可以少量多餐。然而這也是不符合人體循環系統運作原理，如前文所述人體的設計，進食時以四五諧波（即中焦胃經）運作，消化完畢後，才能拉到六五諧波（即上焦胃經），往上走作用到腦部。若是少量多餐，則腸胃一直運作不能休息（處在四五諧波），因此無法讓胃經與膽經一起運作（拉到六五諧波），輸送血液與養分到腦部。因此熟食與定時用膳，便已經做到對人體循環系統的守護之功了。

專注吃飯！不看手機，不看電視電腦，飯後不立即用腦工作，不食用錯誤或未經烹調的食物、人造不易消化的食物等，如此這般比起吃食補或各式營養品，更能守護身體六腑經絡分時變頻的運作，且不會造成胃經額外的負擔與消化的障礙，進而衍生各種代謝疾病。

四、人類衰老最主要的原因——身體共振頻率降低，整體循環變差

不可否認，西方的營養學對於探討各種營養素，以及其對生理與疾病所產生的影響與關係，有極大的貢獻，也幫助我們深入視野到分子生物學的層次。但若能加入漢醫經絡與系統的整體觀，便能更全面而沒有

盲點。

譬如為了身體健康，常常想攝取與補充各種營養素，但若沒有考慮當下自己的身體狀況，如疾病狀態下的消化、吸收、代謝與循環效率等等，反而增加身體的負擔，並引起肝膽腸胃疾病與腹瀉，甚至堆積於血液中，運送不到需要的組織與細胞。

根據我們的研究（2021），從診所二十多年來脈診血壓計量測及統計，可看出兩個重要經脈數值特別的變化。隨著年紀增長，肝經（H_1）指數會變大，代表肝火指數會越來越大（圖3-1）。肺經指數（H_4）則是越來越小，表示肺氣越來越弱（圖3-2）。肝火越來越大，表示身體循環阻力越來越大，效能越來越差，身體用最大的能量表現在肝經第一諧波，增加肝經的能量。肺經指數下降，表示氧氣交換功能變差了。

於是我們明白**整體的循環效率變差，是人衰老最重要的問題**。老化過程中，頭部器官供血逐漸減少，自然影響到神經或者產生精神以及心

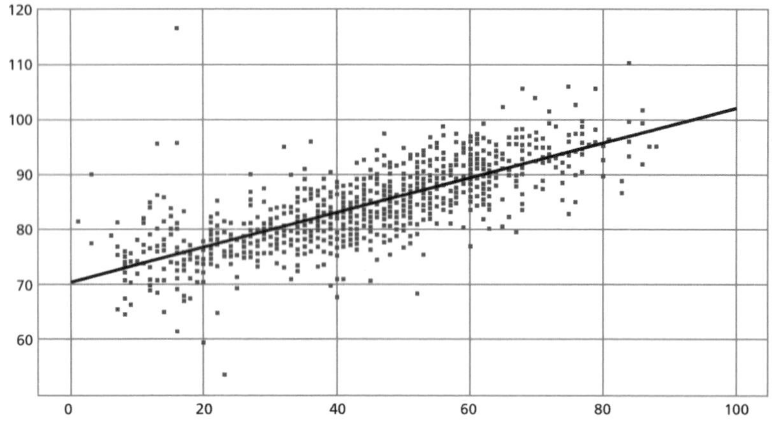

1st harmonic
R2=0.560653, loss=26.933703

圖 3-1　肝經（H1）指數會變大，從年輕到老，肝火會越來越大
＊橫軸是年齡。縱軸是諧波分量

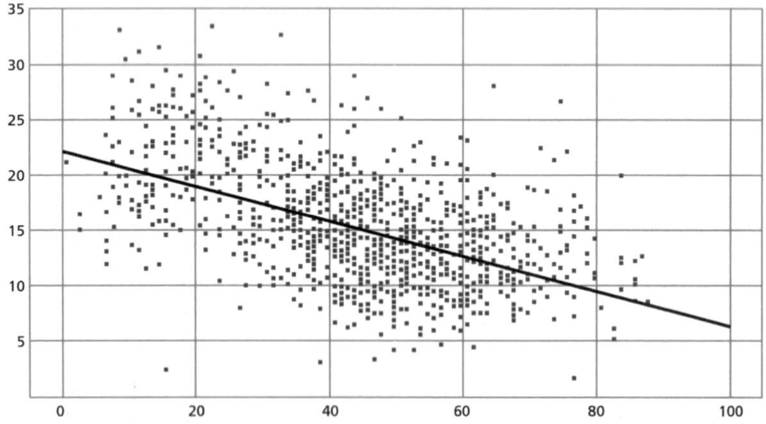

4st harmonic
R2=0.261507, loss=20.440577

圖 3-2　肺經指數（H4）則是越來越小，表示肺氣越來越弱。
＊橫軸是年齡。縱軸是諧波分量

理問題，產生認知，或者是記憶等各方面問題，**這些並不是補充哪些營養便能改善。唯有改善經脈共振效率，也就是改善循環，才是根本之道。**

五、科學漢醫的兩大食養法則

其一，不要輕忽環境或同類食物積累對身體的影響

《內經．至真大要論》提及「久而增氣，物化之常也；氣增而久，夭之由也」。平日飲食不斷累積同類食物，或受環境影響，便會造成身體不同經絡的偏勝或偏弱，持續久了也就形成特定的體質。

《內經》中提到海邊的居民常吃鹹味海產，因鹹味入腎久而傷腎陰，進而形成發熱的體質。臺灣地處亞熱帶，又是海洋性氣候，濕氣偏重，因此盛產濕性的食物，如水果與甜性作物，也好發濕性的疾病，如風濕

痺症與瘡瘍腫瘤。因此，**養生更須留意大環境的影響，從日常生活的飲食覺知，忌口才是上策，如不多食濕性食物**。

目前世界各國抗老化的研究重點，發現體內糖的濃度過高會造成**糖化作用**，改變身體內蛋白質的結構，這些研究成果正好與「氣增而久，夭之由也」不謀而合。

飲料與食物中含有糖，會使體內的微生物大量生長，進而危害身體。在糖分充足的環境中，腸道中的微生物攝取糖分即可生長，不需要靠分解食物的殘渣而生存，也就失去了清道夫的功能。同時大量生長產生的廢物，自然造成人體的負擔。

甜性、麵食、發酵類的食物屬性為濕，濕性體質與濕熱疾病是臺灣當地的主旋律，輕者如青春痘、過敏、肥胖、肝炎之病，重者如糖尿病、自體免疫疾病、鼻咽癌與肝癌之病，居此濕熱之地，不出三年必有濕性之體質。

因此本地生病的患者，我一向嚴格要求必須禁吃甜食、麵食與發酵類食物，縱使在調養階段，也強調盡量避免過量，以免濕性疾患舊病復發。必須從當地主食中攝取適當而穩定的醣類，來供給每日生活所需的熱量，與代謝所需的營養成分，而非單純滿足口腹之慾的甜點，或是手搖飲料。

其中，水果又大多為生食，不但不易消化，並且在栽種的過程，常噴灑大量農藥以防止果甜招蟲，不但難以洗除也易累積，造成肝臟代謝的負荷而形成肝火。而且水果飲料**無論寒熱皆屬濕性**，因其味甜汁多可審其性，若無病之人，處於乾燥地區，如大陸性氣候之歐美洲，適當的有機水果攝取，自然是利多於弊。

許多人認為水果含維生素，多食水果健康，然而維生素可由蔬菜全然取代，蔬菜所含維生素遠多於水果，適當的烹煮後，仍然充足。水果中所含最多者為大分子的果糖、果酸，正是濕性之主因，也是一般人所最愛。

濕病是極為複雜與難治的，如水與麵難分難解。馬光亞教授在經典之作《中醫診斷學》中明白寫著，以去食積與濕邪的藥物應對，也不免損耗胃氣而倦怠不堪，最後只好以提升胃氣的方法因應。此時若仍不忌口，避免濕性食物的累積，縱使對症下藥，也會讓病邪到處遷移流竄。**過度加班超過負荷的胃氣轉化成熱，使得濕與熱相合遷移流竄更廣更快**，進而陷入陽盛陰虛的惡性循環，最終導致肝火亢盛與陽明經實症，非用湧吐或瀉下等峻劑不能解決，如此更勞傷氣血，無益於養生。

其二，有補必有瀉，補錯位置而不知

許多人迷信吃補，特別到了冬天，各式補藥紛紛出籠。特別是補腎，以為可以增益先天的腎氣有利無弊，可以延年益壽，多子多孫，然而卻不知，在無形之中瀉了後天的胃氣，反而立即傷到陽氣，不僅失了胃口，也沒了精神。特別是在不同的人生階段，有不同的生理需求與體質因素。

坊間流行的「轉大人」正是最好的例子，青春期的少男少女，少陰腎氣剛剛發動，如泉湧一般，必須微細如縷不絕，不可如急流，此時不但是肢體成長的第二次增速期，更是副性徵發育的階段；適度的補益固然有利發動，但稍一過度，反而固腎有餘，過早思春。

早在一九九七年行政院衛生署中醫藥委員會，委託王唯工教授團隊進行「以脈診研究中醫藥之歸經原理」研究，對不同歸經的漢醫藥物進行測試分析。在研究報告中提到補腎的藥物，無論熟地、澤瀉、杜仲、何首烏、菟絲子、巴戟天、狗脊，增強第二諧波足少陰腎經的同時，第五諧波足陽明胃經都出現下降的峰值。這說明了單一藥物的作用，似乎無法同時增益先天的腎氣與後天的胃氣。

同樣的道理，坊間也喜歡以人參補脾肺之氣，當作提神益氣的聖品，藥理分析發現第三諧波脾經以上的經脈，明顯振幅增加，但第二諧波腎經振幅減少，代表動用先天腎氣來發升後天陽氣，與針刺足三里有異曲同工的作用，所以服後精神大振，神清氣爽，許多人視之為神仙靈藥，長期服食。

對先天腎氣的提用，就像領出銀行的存款花費，短期服用人參固然風光愉快，但如何長長久久呢。特別是腎虛的體質，絕對不堪以此補氣，服後腎虧胃火旺，當然咽喉燥痛，牙齦浮腫，一般人都以為是所謂「虛不受補」，精確地診斷應是「藥物不當使用」，犯了「虛虛，實實」補錯位置的偏方常見失誤。

以物理學**能量守恆定律**的前提而言**有補必有瀉**，這是必然的結果，也是相當重要的觀念，卻也是一般人最容易忽略的盲點。

不明究理的天才強調益腎氣兼補後天的胃氣，不是兩全其美嗎？然而這正是中西醫觀念的不同與盲點，也是物質與能量觀念的不同。以物理學能量守恆定律的前提而言，有補必有瀉，除非「勞心」增加總能量，否則無法同時益腎氣兼補胃氣，如此補上又補下，勢必**助長心火**，導致口舌生瘡，失眠易怒，甚至於滿臉青春痘。

六、常見的日常飲食傷身陷阱

吃白米飯造成體重增加，這是真的嗎？

科學漢醫　肥胖是代謝失衡造成，不是白米飯。白米飯或白粥色白入肺，甘淡養脾而不生濕，經研究食後肺經氣分增強，助於改善代謝。

十幾年來，當代漢醫苑診所的患者群中，流傳一個不公開的秘密，也就是郭醫師要求病人吃白米飯，反而體重減輕，而且幾乎沒有例外。如今秘密解答了一部分，美國《流行病學期刊》的研究顯示，五七二個健康成人記錄他們四年來的飲食和運動內容，再測量BMI，結果發現，吃低升糖指數的澱粉類，並不會造成體重增加。（康健雜誌148期，2011）

長期以來白米飯受到誤解，民眾視白米飯為健康大敵，其中除了舊有醫學上的盲點，還有消費型經濟的目的。台灣盛產稻米，價格低廉，二十多年來台灣人日常食用白米的量越來越少，據統計只剩下一半的量，那麼所需的另一半熱量從何而來，轉成消費「其他的食物」。「其他的食物」所創造的經濟利益當然遠大於米飯，所以麥當牢、啃得雞、糠師傅、渴口可樂大發利市。上好的良田農地只好休耕，真是成功的商業行銷模式。不幸的是，消費者付出的不只是大把的鈔票，可能還有寶貴的健康。

其實肥胖的病人包括糖尿病的患者在內，以經脈血壓計量測分析之下，絕大多數是循環不良造成的代謝失衡，甚至於喝水就會胖，也就是「虛胖」。

這類型病人因心肺氣虛而使循環效率不彰，導致末稍組織沒有充足氧氣與養分行有氧代謝，而無氧呼吸降低了能量的代謝率，為了勉強維持代謝所需，只好增加囤積各類能提供能量的有機物。

儲存量提高便成了肥胖、脂肪肝；流通量提高就成了高血糖與高血脂；代謝物增加就成了高尿酸與高膽固醇等代謝異常。與此同時代謝物的增加，也增加了肝臟的負荷，脈診便會顯示「肝火上升」，這就是典型的「肺虛肝火」的病例。

此類型的肥胖，不是單純可用飲食控制與運動就能減重，而是需要調整氣血臟腑的虛實；偏盛的肝火不能直瀉，偏虛的肺氣也不能直補；而是須改善循環系統的心肺功能，同時減輕肝臟代謝的負擔。

對這類肺虛肝火造成的代謝問題，必須有完整的診療策略才能因應；若不改善肝臟的負擔，光清肝火是不能解決的。

首要就得調整肺虛造成缺氧而行無氧呼吸的狀況，其次要讓肝臟的負擔減輕，儘量攝取容易代謝的食物而非食品。此時白米飯或白粥就是兩全其美的選擇，因為白米飯或白粥色白入肺，甘淡養脾而不生濕，以現代研究也發現吃白米飯或白粥後肺經氣分增強，而白米是最不易受潮發霉的穀物，代謝後只產生水和二氧化碳都可直接排出體外。

可惜的是，一般人總以錯誤的烹調結果來否定白粥的功效；其實只要以新鮮的白米加水熬煮，而不是用煮熟的米飯烹煮，便不會產生酸味，食後也不會反胃；原因正是臺灣濕氣太重，連最不易受潮的白米，煮熟後隔餐的米飯都會發酸發酵，更何況是其它的食物。

point 肝臟，人體中配備兩套血液循環系統的器官

肝臟是人體的化學工廠、回收中心，也是最大的倉儲；所有組織與腸胃道不能處理的代謝物都送到肝臟，比如化學合成藥物、無氧呼吸產生的乳酸、異類的氨基酸（非人類必須的二十個氨基酸）與過氧化的脂肪酸；若不能轉化成可溶於水的代謝物，由泌尿道排出，就成了肝臟的負荷。特別是油性的代謝物，若不能與膽汁結合由大便排出，便會堆積在肝臟。

同樣地，過剩的營養物質如葡萄糖、脂肪酸與氨基酸，也會轉化成肝醣、三酸甘油酯與各類蛋白質儲存起來。但是肝臟細胞的代謝率是有限的，需要氧氣與能量來維持代謝功能，也必須即時送走代謝物，這就得靠循環系統的輔助。

所以肝臟配備兩套血液循環系統，即肝動脈系統與門脈系統。由於雙重血流，血流量非常大，每分鐘流過肝臟的血液，高達一至兩公升，占了心輸出的四分之一的量，亦即心臟送出的血流，有四分之一都被送往肝臟。

一旦超過負荷，循環系統便會顯現流量異常增大，即是中醫所謂「肝火上升」，在科學漢醫我們可以從經脈血壓計顯示，肝經氣分異常增大來預防，不必等到肝臟細胞已經累死、已經中毒，放出轉氨酶，才知道肝臟危險，要爆肝了。

白稀飯吃了會噁心、反胃、血糖上升？

科學漢醫　食用新鮮白米烹煮的稀飯，漢醫科學脈診研究發現食用後肺經氣分增強。

電視台健康節目主持人問說：「白稀飯可以吃嗎？」五位來賓皆一致反對，理由是會噁心、反胃與血糖上升。這五位來賓其中包括醫師、營養師、網紅，竟然也有中醫師。

醫聖張仲景在《傷寒雜病論》中清楚交待，外感的病患除了服湯藥之外，還要喝白粥增強藥效！不過，小時候家裡吃的早餐也是稀飯，卻也常常吃到反胃噁心，可是說也奇怪，生病時吃白粥卻很舒服，不但不反胃噁心，還能暖胃與增強體力。直到當了醫師才明白原因！原來答案是，隔餐的食物有問題。

小時候生病時身體不舒服，媽媽以新鮮白米現煮成粥，當然食得舒服。而平常日子的早餐，有時媽媽用前一晚的剩飯煮成稀飯，因此常常吃到反胃噁心。這個故事告訴我們，隔餐的食物不能吃！特別在台灣濕熱的環境下，隔餐食物成了細菌、黴菌等微生物生長的最佳培養皿，隔餐食物裡大量增生的廢物與內毒素，即使放入冰箱保存，就算再次加熱也無法破壞。吃到人體內，當然引起噁心嘔吐，甚至腸胃發炎。

至於血糖上升的理由更是因噎廢食。含葡萄糖的醣類消化之後，血糖當然會上升，除非吃不會消化的牧草！**測到血管內的血糖太高，不代表送至器官組織的葡萄糖足夠或過多**，糖尿病的循環系統狀況，好比高速公路塞車一樣。有經驗的司機都知道，高速公路塞車嚴重，常常是下交流道車輛太多回堵。車禍更會造成嚴重塞車。不排除意外事故，光用匝道控制車流量，是解決不了交通的問題。

為了解決高速公路塞車的問題，不吃醣類或斷食，就像封閉高速公路匝道，不讓車流進入，道路是暢通了，但回家的用路人不是到不了家，不然就是走費時的替代道路。科學漢醫臨床治療糖尿病，並不是用這樣的方法，而要能真正解決問題，在於循環系統出現的問題，必須得到改善。

當血糖可以送到需要的器官組織，並充分運用，當然不會堆積於循環系統的血管內。如同高速公路交通問題，沒有人會願意困在交流道，也沒有人喜歡把高速公路當停車場。當十二經脈通暢，吃新鮮的白米粥怎麼會得糖尿病！

醫師您的飲食禁忌單上寫水果不能吃，那麼請問進口的水果可以吃嗎？

科學漢醫　水果不管是國產或是進口的，皆是濕性食物，由於台灣環境溼氣重，吃了水果加重濕氣，所以生病的時候不要吃水果。

來了一位師兄緊急轉診的病患，約莫三十多歲的年輕患者，大腸癌轉移肝臟，嚴重腹水，需要我的幫助。病患切除大腸手術之後，腹部造瘻位置附近，全部脹滿腹水，這就是典型濕氣阻滯中焦的病例，中焦的腹膜充滿水液卻排不出來。

我開了一劑經方茵陳五苓散，請病患服用三天後回診，並慎重要求病患嚴格忌口。特別是濕性的水果、飲料與麵食。水果是飲食禁忌其中一項，由於台灣環境溼氣重，大多數病患往往身體也濕氣偏重，台灣也盛行濕性偏重衍生的疾病，因此生病的時候不宜吃水果。

隔天早上，病患於診所的 line 官方帳號留言發問「進口的水蜜桃能不能吃？」其實飲食禁忌單上寫著禁食水果，不是指台灣水果不能吃，而是台灣環境溼氣重，吃了水果加重濕氣，所以生病的時候不要吃水果。水果是濕性的食物，世界各地長得甜美的果實，產地必然水濕充足，台灣就是如此的環境。

癌症末期，全身轉移，還想著進口水果能不能吃？這就是「習氣」！醫師每天看診，面對的是病人的習氣，這就是治療最大的瓶頸障礙，也是病根積重難返的徵兆。治療的進度完全由病家的習性所決定，而我的治療也正是針對這個病根，病人生病了，痛苦得不得了，不拔除病根，談什麼心與靈。水果什麼時候才能吃？生病好了便可以吃。**病什麼時候才會好？等到習慣不吃水果也無所謂，病根才算遠離**，如此你才解脫了「濕邪」，這就是經方家治療的境界。

隔餐食物真的讓小孩無法轉大人嗎？有這麼嚴重嗎？

科學漢醫　隔餐食物吃進肚子脈象呈現肝火上升，高亢的肝火則象徵超過肝臟所能負擔的極限，不利於身體的代謝與生長。

林小妹妹是一名國中生，瘦小的身軀加上乾扁的身材，一看便知發育不良，家長擔心無法「轉大人」，特別安排阿姨帶來門診調養。我看了脈診資訊，分析脈象時告訴她，你「中毒」了當然長不大。十四歲小朋友，肝火大上天，最可能的原因就是吃錯食物，一旁的阿姨趕緊研究診所的「飲食禁忌單」，並且直言一定會認真執行改善。

三天後林小妹妹回診，肝火雖然稍降，卻仍然偏高，她嚴肅地告訴我已經注意飲食，我請她回家後做功課，記錄每一項吃的食物，三天後當成作業交來給我批改。果然三天後的飲食記錄琳瑯滿目，還是有燕麥片、肉鬆、海苔醬、舒跑、豆漿、豆腐等，這些容易忽略的加工品。

林小妹妹看著被刪除的食品，面有難色脫口說出「那可以吃什麼？」

「白飯、稀飯、蛋、魚、肉、青菜，只要水煮的、蒸的都可以吃，避免煎炒炸」，在我的嚴詞厲色下，林小妹妹恍然大悟似的「原來還有這麼多東西可以吃」。

又過了三天，林小妹妹臨時緊急回診，她發燒了，原本以為只是流行性感冒，但脈象卻出現嚴重的肝火高亢，也就是「中毒」的現象，我不假辭色地詢問林小妹妹吃了什麼？她不解地告訴我，「我已經每天中午吃早上帶到學校的便當，蒸過才吃，裡面的食物都盡量遵守飲食禁忌」。

「吃隔餐的便當！」「那當然中毒！」「飲食禁忌表上的絕對禁忌，第四條就是隔餐的食物」，「連隔餐的飯煮成稀飯，都會令人噁心反胃，更不用說其他的食物」。

台灣環境濕熱，食物放一會兒便開始發酸，也就是發酵、發霉了，更不用提隔餐與隔夜的食物，就算是冷藏，也只是減少微生物生長的速率，做不到殺菌與無菌，接著便開始長出黃麴毒素與赭麴毒素，這些毒素加熱也無法破壞，且是傷肝傷腎的有毒物質，**甚至細菌內的內毒素也是，再次加熱殺死細菌，細菌放出的內毒素，更是「中毒」的元兇常客。**

提醒大家務必食用新鮮的食物，一旦加熱破壞了食材的細胞壁與細胞膜，食物便成為絕佳的微生物培養皿，養出的細菌與黴菌絕非「益生菌」，隔餐食物吃進肚子，脈象呈現肝火上升，代表這些從消化道吸收的有害毒素，只能送到負責「解毒」的肝臟，分解加工減少毒性，高亢的肝火則象徵超過肝臟所能負擔的極限，當然不利於身體的代謝與生長。

更何況青春期的小孩，生長激素作用於肝臟轉化為體介素，是刺激生長的重要內分泌成分，瀕臨汙染極限的化學工廠肝臟，當然無力負擔多餘的成長功能，與副性徵的發育，怎麼「轉大人」，只好癡癡的「等大人」。

奉勸各位家長，「愛心便當」一定要現做現吃，切莫一大早忙碌包飯盒，中午卻落得小孩中毒放屁拉肚子，昏昏沉沉一整天，更不用提隔夜的冷凍便當，這些當代職業婦女的辛苦愛心，可能到最後都得不償失。

下一次聞到噁心的發酸便當味，千萬不要再責怪小孩，不體會父母的愛心沒吃完，因為這些隔餐的食物，不只不可口，甚至會令你們家的寶貝長不大，這不是危言聳聽，許許多多臨床病例累積下來的寶貴教訓，請務必謹慎小心。

為了鍛鍊身體，鍛鍊肝臟，可以偶爾吃剩飯嗎？

科學漢醫　日常生活養成的飲食慣性長久積累，是疾病的根源。

養生的眉角藏在日常生活慣性當中。人的生命只有一次，錯誤的行為不是鍛鍊，是戕害。黃麴毒素會引發肝癌，赭麴毒素會造成腎臟癌。其他微生物的污染，更是腸胃系統與肝膽的負擔。

再次強調臺灣環境濕熱，隔餐的食物是最佳的微生物培養皿。也因此在臺灣，麵粉根本不用加酵素就可以發酵，稱為老麵發酵。

古人說「富過三代才懂吃飯」。我們大多數的餐廳，還停留在省成本的經營模式，其實是連每餐煮飯的量都管理不來。而社會一般大眾雖然每個人都講養生，怕農藥，花錢買有機農產品，吃一大堆健康食品，其實只是道聽塗說，趕流行的消費者而已。

每當我外出時用餐選餐廳時，首選是餐廳的飯新不新鮮，若是剩飯，我一定寧可選別家。試問，您會到餐廳吃剩菜剩飯嗎？偏偏餐廳總是為了省錢，讓顧客吃隔餐或隔天的剩飯。

連吃隔餐飯是最對身體最大的戕害尚且不知，甚至標榜吃隔夜的剩飯，當早餐、中餐的便當，還號稱是「愛心便當」，以為是勤儉持家的美德，殊不知是懶惰送命的典型。每當看到門診那麼多肝火上升的病患，不免感嘆這個社會是假富裕，內心真的貧窮。

大家常喜歡問郭醫師早餐吃什麼？我都直接回答：「吃新鮮的白飯或白稀飯，吃新鮮的蒸魚或肉或蛋，吃現燙青菜，淋上紫蘇油！」大家若常吃隔餐的飯，日積月累地累積毒素，身體當然不好。

隔餐食物讓肝火變大，引發身體發炎，真的嗎？

科學漢醫　生病時食物的毒素會讓發炎更為嚴重，務必禁止隔餐食物。

老病人帶著腰椎骨刺的婆婆來看診。由於台大醫院已評估不適合動手術，家屬只好請我幫忙。她一直喊痛，說骨刺像針刺得如被刀割一樣，堅持要開刀。於是第一次來看診便挨我罵，我告訴病患開刀的風險是半身不遂，或是至少得躺半年，但病患痛得哇哇叫，根本聽不進去。還好老病患媳婦耐心地請患者要有信心，好好配合醫師。

一星期後病患回診，哀嚎得更大聲了，說都沒有改善。我看了脈診結果，不但沒改善，肝火還更大。我問病患「是不是吃了隔餐的食物？」病患哀嚎中回答「是啊，醫師怎麼知道？」

我當頭棒喝提醒病患「上週就請你注意飲食禁忌，再不小心飲食，我也幫不上忙」「骨刺固然不舒服，但周圍的組織發炎，才會那麼痛，食物的毒素會讓發炎更嚴重」「久病可就沒孝子了」媳婦也在旁好言勸說。並告訴我婆婆好可憐！我只好回答「可憐之人，必有可惡之處」「病痛折磨皆是有因有果，對醫療的無知，就是最大的不幸！」

還好媳婦幫忙衛教，告訴病患哪些不能吃，衣服要怎麼穿。第三次回診就說已經沒那麼痛了。週六第四次回診，就已經不痛了，還可以自己換座位。然後便又開始抱怨身體那裡這裡如何不舒服，於是我再次不客氣地說：「你看，稍微好一點，習性又現前了！」她的親戚還請我對她好一點，不要那麼兇！

然而，我得對病人兇，不然她會執迷不悟，將自己的病痛當成醫師的事，不對自己身體負起責任，不遵守醫囑導致病情拖延，還會怪醫師醫術不佳……

這時候病患身旁的「善知識」是如此重要。由於媳婦的衛教，耐心勸導，加強信心，讓她願意繼續接受治療，才能在短時間內遠離了必須開刀手術的惡夢，也幫健保省了一台幾十萬的手術支出。

治癒率取決於病患的介紹人！介紹人能幫忙衛教，病患便不用走冤枉路，也就能早日康復，這才是病患之福。

忌口一定需要嗎？忌口為何是一種日常保養?!

科學漢醫　平時定期清垃圾桶，讓身體不要累積太多毒素，才有容錯空間。

患者前來就診時，偶爾會談起，最近吃了什麼東西身體會發癢，可是明明小時候不會啊！我通常如此回答「你身體裡的垃圾已經累積太多了，多到再吃一點都會發作」好比大家丟垃圾時，只要垃圾桶沒裝滿，你仍然可以一直往裡面丟垃圾，等到垃圾桶快滿出來時，即使往內丟一張衛生紙，它依然會掉出來。身體亦是如此，除非是胎毒帶來的過敏症狀，一般人或許小時候吃什麼都沒問題，但長大了卻吃這個也癢，吃那個也癢，很多病狀都一一顯現，為什麼？

身體裡的垃圾從小便逐年累積，已經不堪負荷，所以即使吃一點點也會發作。這就是為什麼來診所看病，我要求飲食禁忌的原因！套句針灸界祖師爺修養齋的至理名言「扎針不忌口，病患白挨針，醫師白動手」。

幾年前全家跟團出國旅遊，同團的人皆因腹瀉，無法正常飲食，而我們全家卻平安健康。這就是為什們平常得保養的原因，不管出國或是在外地旅遊，當地食物或食材，不見得與我們平常飲食習慣相符，試問是要挨餓，還是少吃一點試試看？兩害相權取其輕，當然是在不得已的情況還是得吃，只是盡量挑著勉強能吃的來吃。

若是平常保養好自己的身體，讓身體處在最佳狀態，外出旅遊或應酬，身體還能有一定的空間，可以吃點不該吃的食物，也就是說**平時得定期清理垃圾桶，因此平常認真忌口，身體不要累積太多毒素的人，才有本錢吃點不該吃的食物**，出國或是應酬才不會臨時出狀況，腹瀉敗興而歸。

但我們出國還是會攜帶電鍋，就是要減少不健康食物的攝取量。甚至有時全家住附廚房的民宿，採買當地新鮮的食材自己烹煮，體會當地人的生活方式，也是另一種樂趣。

上述這些想法，有的人看到的重點是「平日要保養，所以要認真忌口」而或許有些人看到的重點卻是「嗯～總有不得已，多少吃點沒關係吧……」接著，便越來越多次的不得已，永無止盡。最後怪醫師「為什麼我的病一直不會好？」我還是那句話「會生病皆是有原因的，不改變飲食習慣很難『斷根』」我只能給予最佳建議，但無法替您而活，要怎麼過日子是您自己的選擇！

point

外食的學問

常有病人反映若需要外食，很難遵守飲食禁忌單的原則。其實外食也有學問，即使是麵攤也有東西吃，可以請店家幫你燙青菜，切盤五花肉（皆不加醬料），再去自助餐買一碗白飯，也是豐富的一餐。

生活方式是個人選擇，疫情前我們家每年冬天皆會出國看表演，托運行李中一定攜帶三人份最小的大同電鍋（220V）爲什麼呢？因爲國外的早餐不外乎是西式自助餐，多是貝果、麵包、生菜沙拉等生冷食物，這時我太太會先煮一鍋稀飯或是白飯，帶到餐廳配水煮蛋或燙青菜等，如此反而讓我們胃不會太寒，吃了胃很舒服。

每次放長假的隔一天，許多病人迫不急待前來診所就診，其中有些人，出國不是容易腹瀉，就是著涼感冒而覺得掃興。若是出國之前來診所備藥，再注意一下飲食及保暖，就能開心出遊有美好的回憶。

誰可以食補？保健食品真的有益健康嗎？

科學漢醫　身體是一個複雜的整體，除非明白自己的十二經脈氣血虛實狀況，否則切勿將漢方當保健品。千萬不要以養生的方法治病，治病的方法養生。

最近股市走勢低迷，生醫產業成了新護國神山的希望。許多產業界中熱心的朋友紛紛問我，為什麼不推出補腎補脾補肺的產品，造福腎虛脾虛肺虛的病患？我偷偷地告訴這些好心的朋友，這種錢留給有錢的人去賠吧！

身體是一個複雜的整體。一位腎虛的病患，脾氣可能是實的，肺氣可能是虛的，更不要說高頻六條陽經的狀況，沒有一種補腎處方，可以同時兼顧其他十一臟腑經絡。

更重要的是，這還只是「內傷」的病。一位中醫師若是不懂外感六邪的複雜變化，根本就不會診療開方。偏偏外行人總是小看「漢醫」，總以為用西方的商業模式，便可以解決健康的問題。如此一個蘿蔔一個坑的死板對應，二十幾年前當我還在研讀博士時，便已經看懂其中端倪。

許多勉強補腎的病患，會像服用西藥一樣，在其他的經脈跑出「副作用」。透過經脈血壓計量測十二經脈，會發現腎虛勉強補起來時，一定會損及高頻陽經。**補腎補越強，陽氣傷越重。補脾補肺也是同樣的現象，生病了還是找醫師診療，不要自己亂開藥方，切莫將漢方當成營養品！**

就讀醫學院時期，我曾在中醫大中西整合門診跟診，學習了一整年。看到腎衰竭的病患，許多皆是由於開方不專業，只知補腎方害慘的。我也不是笨蛋，如果有此補腎神方，我還要每週工作六天，辛苦地看門診一個個病患診療開方嗎？

奇怪的是，這世界上還真的太多人錢太多沒地方花，想投資補腎補脾補肺的產品，如此無價值的商業模式。可惜我堅守著醫師的原則，不會輕易接受這樣的投資。更重要的是，人傻賠錢不打緊，謀財害命可是要下十八層地獄。不是安貧樂道的漢醫，不要想吃這行飯，因為沒有醫術，就不會有醫德，沒有醫德是治不好病的。

一位保險從業人員曾和我們分享這樣的故事——

她的一位年輕女客戶得了巧克力囊腫，欲申請保險醫療理賠卻遭調查，原因是她申請理賠時間與投保時間間隔非常短，保險公司覺得她有刻意隱瞞身體狀況之嫌，投保的時候未事先告知。保險公司不相信如此短的時間之內，腫瘤就能從無到有，而且還是很大的腫瘤。

但就是如此之巧，年輕女生就是食用標榜給癌症病人補充養分的健康食品，短期之內便長了很大的腫瘤。我不是危言聳聽，實在是民間太多這樣的案例了。這也是為什麼我一直說「一般民眾總是用治病的方法養生，而中醫師用養生的方法在治病」，而如此是無法真正的養生，也無法有效治療疾病。

「冬吃蘿蔔夏吃薑，不勞醫師開藥方」可以照著食用嗎？

科學漢醫　中醫自古即是藥食同源，如果不懂食物的十二經脈歸經性味，如果不知自己十二經脈氣血虛實，當然開口動手便是錯。

病人拿了某健康雜誌的內容詢問我，標題寫著「夏天更應該吃薑，祛寒健脾胃，達人教你挑好薑！不過該怎麼挑薑呢？老薑與嫩薑的挑選又有什麼不同？」

我回答『這是典型消費型經濟的毒瘤！』

醫聖張仲景《傷寒雜病論》中夏天解暑用白虎湯，並不會用薑。暑病胃火已經很大，用薑便是火上添油。如果逢感冒，必須加桂枝，也絕對不會加生薑，桂枝主要作用於膀胱經，而不是胃經。夏天用薑來發汗，會因發汗過度，傷到津液，接著便傷到心。

冬天食用白蘿蔔，虛寒過度傷到腸胃，便會腹瀉與脹氣，隔年腸胃亦是虛寒的。冬日飲食過度傷到腸胃，也是不能用寒涼的白蘿蔔，必須用厚朴、枳實來處理，絕對沒有白蘿蔔的份。

用藥用本草不能只靠猜想，每味藥材皆有嚴格的經脈條件。中醫自古就是藥食同源，如果不懂食物的十二經脈歸經性味，當然開口動手便是錯。上述的桂枝與薑便是典型的例子。

坊間流傳的各種驗方，都是中藥房放出來的藥單。上面一定幾味藥名甚是奇怪，一般人看不懂，只能到自家藥房配藥，缺德促銷。尤其是無知的記者常常害人害己，還以爲掌握了寶貴的中藥知識，其實都是人云亦云，以訛傳訛。

所以「冬吃蘿蔔夏吃薑」這兩種吃法完全大錯，只是在促銷當季過剩的農產品。最近也流行「吃當季」「吃得時」，可是當季的農產品，也不是對當地的人皆是有益。早在二千多年前《內經》便告訴我們，多吃當地盛產的食物，易得特定的疾病，這是古代漢醫經典說的「久而增氣，物化之常，氣增而久，夭之由也」。

切記蔥白、乾薑、生薑都是中藥，沒病不要亂吃。白蘿蔔虛中、瀉脾胃，食後生痰，即使促銷當季過量生產的農產品，也不應該拿健康當提款機。或坊間愛說「寒性體質可吃薑，熱性體質吃白蘿蔔沒事」，正是這種濫用寒熱的觀念，讓中醫受到不科學的指責。請問寒是幾度C？熱是幾度C？其實都是三十七度C。

媒體到處充斥這些錯誤的訊息，記者也愛搜集人云亦云的中藥知識，難怪台灣慢性病患高達七百零七萬人。而這些錯誤的養生知識，臨床上我們的經脈血壓計就是能夠證實。

醫師請問我缺乏維生素嗎？需要補充什麼維生素？

科學漢醫　缺少的不是維生素，是需要接地氣與親近大自然。

門診病人常常詢問我：「需要吃維生素嗎？我會缺乏維生素嗎？需要補充什麼維生素？」其實，大部分的醫師對於上述的問題，寧可讓病人多服用維生素，也不願意正面回答，原因在於缺乏維生素的症狀多不勝數。然而很多人補充維生素之後，卻還是出現這些症狀，到底是怎麼回事呢？

維生素很多皆是抗氧化劑，好比維生素Ｅ。二十年前維生素Ｅ可是炙手可熱的商品，也是學術上認為非常重要的一個成分。但是經過一項長期的臨床雙盲研究之後，才發現補充維生素Ｅ，非但不能達到抗氧化的作用，反而容易產生心臟病，因此服用維生素Ｅ的流行也嘎然而止。

那麼現在流行補充什麼呢？維生素Ｄ。可是維生素Ｄ不是曬太陽就可以了嗎？到底要不要補充維生素D呢？要不要讓維生素D一直維持很高的濃度呢？這和維生素E是相同的問題，維生素D與維生素C一樣，主要是抗氧化劑。抗氧化劑若是要起作用，就得在一定的電位，才能起作用。好比維生素D，如果沒曬太陽，它根本不會產生活性作用，因此，它與外在環境息息相關。

很多人即便補充了大量的維生素D，血液中維生素D含量很高，可是卻無法作用，為什麼？因為它沒辦法轉化，無法轉化成產生活性作用的成分。同樣地，維生素E亦是如此，當你補充大量維生素E，雖然它是抗氧化劑，可是身體的電位是處於無法還原的條件下，它如何能夠發揮抗氧化的作用呢？總而言之，若是你的身體處於缺氧缺能量的狀況下，由於氧化還原電位（Redox potential）的改變，所有的抗氧化劑皆氧化了，沒有辦法再提供吸收電子的抗氧化能力。這時候補充再多的維生素D或E，不但達不到抗氧化的功效，反而會衍生出其他的問題，例如維生素Ｅ，過量造成心臟疾病風險。

為什麼我一有空時便要去接地（earthing），一接地時身體的電位便會完全改變，正與負顛倒過來。**一般人常常覺得自己渾身不對勁，少這少那，其實不是少了什麼物質，而是他身體的能階處在一個不一樣的狀態，這時候應該更親近大自然，曬曬太陽，赤腳接地，呼吸新鮮空氣，甚至像貝多芬一樣享受月光。**

為什麼到了假日，大家喜愛往郊外跑，導致處處塞車。其實是由於我們生活的環境不好，人們如同關在人造的監獄裡，等到假日才能放風啊！沒有好的空氣，沒有好的水，甚至沒有好的電位，人怎麼會健康呢？美好的大自然，才是我們最缺乏的維生素！

point

最好的維生素——與天地日月共振

國外的小說總喜歡描述月圓之時，狼人現身，其實中國的道家傳統裡，月圓是非常重要的修行關鍵，特別是中秋節。《紫陽眞人．悟眞篇》「若問眞鉛何物是，蟾光終日照西川」，南宋翁葆光注「聖人於八月十五日，合金水二氣，結成金液之精者此也」這時候會出現什麼奇特的現象呢？對我們人體眞的有影響嗎？

其實，你只要去看看每個月的潮汐時間，便明白月亮的引力，如何影響海洋的變化，如何影響地球海岸波浪一波一波的變化。海洋是地球最大的水資源聚集之所，浩瀚無比尚且受月球運行的影響；身上經脈皆是水液聚集之處，當然也受月球朔望圓缺的引力作用，圓滿時引力作用最強最直接，隱缺時引力作用大打折扣。

日月星辰的週期性一定程度影響人，影響生物。低等動物的生老病死，受到天體影響，人類不會因爲是萬物之靈，便不受星體影響，反而影響得更加細膩。這就是大自然規律性對生命的作用，是最迷人的科學論文題目，對此題目的研究，也不斷地刊登在世界一流雜誌如《NATURE》。

即便是一般人也明白月亮的影響，雞孵蛋要二十八天，一般女性的月經也是二十八天，懷孕更是十個二十八天。這些重要的生理週期，皆跟隨大自然週期而改變，與其說二十八天是一個很重要的數字，不如說，這剛好是月亮運行的週期。

航海的時候，若要找到座標或者是規律，那當然是以月亮、太陽這些星球，作爲依循，也就是說，你並不是因爲二十八天的週期影響著你，而是月亮週期是二十八天，不管你怎麼試，到最後也必須是符合二十八天，才能夠完成一個週期。這些便是大自然環境對生物的影響。

日月星辰的週期性決定了身體低頻的諧波，也就是原始的奇經八脈。而十二經脈又在原始的奇經八脈的基礎上，建構循環系統的高度效率，萬物之靈就是配合著宇宙的週期，如此一步步演化而來。月圓的時候，是不是喚起你原始的潛能，除了吃喝拉撒睡，你還做了什麼？

或是你效法歷代的名醫與神仙們，利用月圓的時候，讓身體與天地日月共好共振，進而昇華練就仙丹妙藥。樂山樂水提升智慧仁德，或是養健比壽日月巒川。避了兩個多月的暑氣，中秋節的下午，我回到雙連埤的湖邊，複習周易的豫隨兩卦。清風徐徐，粼粼波光草木扶疏，山澤通氣這些都是我的「維生素」。

第四章

漢醫適應環境的智慧

人的身體與大自然氣候變化息息相關

醫師，我是不是病得很嚴重

每逢接近大暑節氣，病患回診時常會問我「醫師，我是不是病得很嚴重，不然為什麼需要治療那麼久？」「為什麼要遵守那麼多注意事項？」「夏天不是可以排寒嗎？」

我回答他「不是你病得很嚴重，是地球病得很嚴重！所以生活在地球的我們受其影響，一直在生病。」

請複習一下第一章我們曾經提及漢醫的「外感」，除了所謂的流行性感冒病毒感染、腸病毒、一般微生物感染，其中也包含了物理性條件的影響，如放射線輻射、嚴寒、酷暑、燥濕等等。夏天的酷暑當然也是外感，生活之中，我們常常忽略天氣對人體的影響，總以為是缺少什麼營養，缺少什麼運動，需要多吃什麼，但有些時候則是日常養成的習慣造成而不自覺。

古代醫學經典強調「天人合一」，從科學漢醫共振的視野來理解，便很清楚與接地，一點也不玄妙。生活在地球上，生態體系與生命體驗共振產生的影響無所不在，只要大自然的天氣一變，置身其中的地氣和人氣，便隨著波動改變。這也是我們祖先傳承下來的智慧——人的身體與大自然的氣候變化息息相關。

試想地球的環境處在什麼樣的狀態？光是暑熱喪生人數已超過地球歷史上的紀錄，連高緯度的英國氣溫也創歷史紀錄，高達四十度，身處其中的我們如何不受影響？不只氣溫高到無法外出活動，更遑論運動。空氣汙濁，人們無法大口呼吸，食用的青菜水果，必須小心有毒農藥，至於養殖肉類則殘留各種藥物，食品添加劑道高一尺魔高一丈，西藥副作用比療效多，身處這樣的環境能不生病嗎？處在這樣的環境能以常態來生活嗎？

醫師成了救火隊，只能追著天乾物燥下的森林野火，一波未平一波又起，哪有消停的一天，但為什麼地球病得這麼嚴重？其實是我們人的心病了，地球生病了不是一個形容詞，是動詞！是持續進行中的不幸！

身為醫師的我，不會不切實際高談闊論，懂得人性便知道「什麼關鍵的兩度C」「什麼碳稅」都是政治人物習慣的口號與騙術。從一開始就像「聯合國」的理想一般，是落不了地的高調，糟蹋「京都議定書」最兇的，不就是「聯合國」的常任理事國，悲劇必然發生才會深植人心。

看看資本往哪裡跑去，便知曉悲劇是否已經揭幕了。馬斯克的每個企業都是火星概念股，如此不切實際，卻吸引著最有錢的矽谷與華爾街的投資者，這就是「諾亞方舟」現代版神話。不是記錄在猶太人舊約聖經中，而是猶太人金錢遊戲的股市之中，這才是人心病最兇的根源。

當多數的人迷信「不勞而獲」，以錢賺錢，用錢生錢的時代，通貨膨脹是必然的結果。愛錢就多印鈔票，錢會生錢，需要的肥料便是人性的貪慾與愚昧無知，也就是貪與癡。

秋老虎流感季節，聰明媽媽提早帶小朋友看漢醫，預防感染

才剛開學，門診中一堆小朋友病患，這些媽媽都說班上七八個同學發燒請假，趕快來看漢醫預防一下。果然脈診結果顯示小朋友「外感了！」只是症狀不明顯。

我向媽媽解釋「脈象原本就會比症狀來得快又早」「因此我們都以脈象做為預防醫學的基礎」「早期就診療處理，才能消弭病痛於無形」。

對於外感的診斷，大部分的人都不以為然，總是回答我沒有打噴嚏流鼻水啊！哪有感冒？

其實外感不只是感冒風寒；中暑熱到了，也是外感。特別是氣候變遷問題之下，好比今年秋天還熱得不得了，中午往往還三十度以上，切勿直曬太陽啊。流汗代表熱散不掉，需要透過汗液幫助散熱。「汗為心之液」流汗表示心臟有了負擔。可惜大家的運動觀念都是以西方為主，認為流汗是好事！

大太陽底下揮汗如雨當成在吃補；讓秋老虎咬了一口還不知道可怕，等到失眠、煩躁、胸悶，還不知道是秋天的餘熱，與不當的運動造成的。發汗之後，又吹風飲冷，更是傳染病毒細菌的好時機。說穿了就是必須要因地制宜！不能勉強增加心臟的負擔。

夏天我前往北美演講授課。當地氣溫二十五度以下，走在戶外活動，身輕氣爽，完全不像臺灣夏天悶熱的天氣，待在室內還流汗，身重倦怠，更不用提到戶外運動。氣溫上升超過三十度以上，心臟就變成了散熱馬達，光是靜坐排熱就是負擔，稍微活動便汗如雨下，根本就是傷「心」

的差事，更不用提劇烈運動。

特別是小朋友，靜不下來。下課時間，奔跑嘻鬧，滿身大汗。再進到冷氣教室內上課，汗出當風，正是外感最佳人選，難怪一開學，學校裡流行著各種傳染病！教室內咳嗽聲此起彼落，其實就是最好的傳播途徑。難怪生病請假的同學一堆。

聰明的媽媽便提早帶小朋友來預防傳染；流行的病原體那麼多，總不能每一種都打疫苗，更何況有些病毒根本沒有疫苗，像腸病毒與EB病毒，只能增加自身免疫力。但是**比起吃中藥或食補，不如重視起居作息**。日常生活不要徘徊傳染病的環境之間；假日不曝曬在秋老虎的淫威之下。中秋佳節之後，才是臺灣秋高氣爽的好季節，那時候白露霜降的戶外，才是真正適合親近的大自然！

每一個人都是現代版《魯賓遜漂流記》中的原住民星期五，當（華爾街）魯賓遜從沉船中搬出那箱黃金之後，我們都中了「意識的病毒」喪失了原初生命的價值。無限量化寬鬆本來就是「權力」的代言詞，憤怒的知識分子有罪嗎？瞋恨能解決問題嗎？當我們看透了悲劇必然發生，要怎樣才能不生氣？想想侏羅紀結束後，為何留下來的不是最強勢為數眾多的恐龍，而是小小少少的原始哺乳類？

一、生存需要智慧

生存需要的是智慧！是「適應環境的智慧」！或許只有五條經脈的恐龍腦容量，注定沒辦法應變地球生態系統的調整，六條經脈的原始哺乳類增加腦容量，成了演化的新方向。

身為醫師的我，教導病患在極端氣候下遠離疾病，靠得不是主流價值的人云亦云，侏羅紀將要結束，長得又大又壯沒有好處，遠離疾病需要培養「適應環境的智慧」，適應環境需要「十二條經脈氣血充分流暢」。

人體首先失去平衡的通常是手太陽小腸經，這是最後被演化出來的經脈，也是最小的一條經脈。小腸經與手少陰心經相表裡，傷暑造成心經有火有熱，首先下移小腸經。小腸經主分清泌濁，濁溼下行失去平衡，便會造成泌尿道的發炎與結石。小腸經分布頭部側面，經過中耳平衡半規管，分清失利也會頭暈頭昏。

至於電乾不乾淨，就和電動車一樣，那是發電的方法。如果度過了年復一年的熱浪，還滿腦子想著夏天要去旅行度假，而非未雨綢繆，響應真正的環保生活，那首先被淘汰一定是這群腦袋很小的暴龍。

沙灘上集體自殺的鯨豚與哺乳動物犯了什麼怪病？只要看看人類醫療史上的熱門商品就知道。上一個致癌的抗氧化物是維生素 E ，二十年前流行時比現在的維生素D還風光，學術界的集體意識與納粹無分軒輊！中了「意識病毒」集體喪命或折壽的族群，肯定有名醫與商業結合的推波助瀾，迷信電動車環保的駕駛人也一樣。

縱使病得積重難返，我也不會變賣家產，讓我兒子買去火星的單程機票！因為我相信地球比人類有韌性與生態智慧，地球病得更嚴重後，人類這個寄生蟲一定會步上恐龍的後塵！我身為醫師，只能提供患者「適應環境之道」，減少環境變化造成的傷害。盼望我們都能在極端氣候下，人類找到進化之道前活著。侏羅紀結束後，鱷魚與蜥蜴還是留下來，同樣地，**至於健康，需要的也是智慧，不是知識**。知識可以製造，也可以製造拿來謀財害人殺人，謀財固然可怕，謀財又害命才是真正的邪惡！偏偏人的心就是病得這麼重了，地球當然病入膏肓。

你的手太陽小腸經就可以聽得到智慧的聲音！大暑之後便是是立秋、處暑，夏天的熱浪固然可怕，如同冬日的暴風雪，智慧之人若懂得趨避，便不會生病，也能在地球存活下來，不用存錢加入另一場騙局，傻傻地準備去火星或投資火星概念股。

二、養生在一份覺察之心

養生很平常，不需要特別多做什麼，但需要一份「覺察之心」。從第一章我們明白外感過程，是如何細緻地影響我們的身體，或許我們願意靜下心來，感受與覺察身體周圍的氣場，願意留意該做什麼與不該做什麼，最後內化習以為常。開始天人合一的第一步，便是試著去覺知天氣或周圍環境，對人體有什麼影響，日常生活之中與自己的身體連結。

好比，一年之中，冬天的主氣是寒，因此首重保暖。**冬天最重要莫過於「補腎氣」，只有保暖、多休息、睡得好、不妄作勞，方能避免外感風寒直入腎經耗傷氣血，進而再藉由休養生息真正**

補到腎氣，所以許多長壽動物都有冬眠的生理週期。

冬令進補是大家習以為常的，然而從口而入的藥膳食補，一定得先入脾補脾，消化吸收之後，才有可能接著歸經入腎補腎。

補脾是必然，補腎則未必，因為補了脾氣，土則剋水，腎安得受補？補腎氣的同時，唯有兼補「肺氣」，才能土生金，金生水，肺腎兩全。什麼最補「肺氣」？很簡單，就是吃白飯。適其寒溫，穿得暖、吃米飯、睡好覺，如此這般最養生！但是，這些不就是天天在做的普通事？

三、養生穿衣法

有些人貪涼、怕熱，怕流汗，愛吹風，有些人對環境溫度不敏感，或者有些人一直讓自己忍耐空間中的冷氣低溫，這些皆會引發外感。當開始有意識覺察身體周圍的氣場時，接下來要懂得穿衣養生。

在我的門診中七成以上的初診病人，他們長期處在感染、接觸感冒、風寒外邪的狀況而不自知。就是因為感冒了，身體才利用發熱發汗的病理機制，動員免疫系統把外邪趕出體外。一旦怕熱少穿衣服，或者短袖沒領子，流汗吹到風，感冒便一直發生揮之不去。

屆時微生物反覆侵襲，佔領身體對外的交通要道並且伺機而入，造成更大的危害而一發不可收拾。所以千萬不可小看怕熱，怕流汗的小動作，進而無形中蘊釀潛在的大疾害。

穿衣要盡量舒適、透氣、吸汗又能排汗。棉料、麻質、蠶絲、毛皮依四季暖熱涼冷適時適地搭配。

而在一日之中，依循每天的生活計畫，設想環境空間溫度可能的變化，多想一下是否要攜帶保暖衣帽等等。早晨起床洗澡後要添衣，流汗立即更衣，搭捷運或公車時，或進出室內室外溫度的變化，留意溫度變化，圍上圍巾或戴上帽子，時時適其寒溫，避免無孔不入的虛邪賊風，引發外感風寒。

臨床或日常生活中，我總是不厭其煩地提醒周圍的親友與病患，要**避免吹到風，風大要戴帽子，衣服要扎進褲襠，不要露肚子，尤其是女性，脖子是任脈的外露端點，絕對不要沒領子**，更不用說低胸露背。此外，盡可能搭車不要騎機車，非騎不可，務必不透風，安全帽、圍巾、口罩、手套與風衣一應俱全。當然生病的時候如發燒，更需要保暖。

這些**看似微不足道的生活細節，卻是養生第一重要的關鍵**。診所病人常感到困惑，調養一段時間後，風一吹便會感到不舒服，可是看病前反而不會，我通常對他說「恭喜你！身體的預警烽火台恢復功能了，身體末梢前線的知覺復原了！」身心健康的人應該能敏銳覺知外在環境的變化，懂得穿衣智慧，調整自己適其寒溫。

確實在我們的門診當中，病患改變了通勤型態，從騎摩托車改成搭大眾交通工具，或自行開車，皆大大降低外感侵襲。

四、日常作息的養生陷阱

夏天睡覺時不開冷氣對身體真的比較好嗎？

科學漢醫 不用空調會中暑，吹電風扇只會引風邪入體，而且也解不了暑。

端午節過後門診病人抱怨說「為什麼吃了醫師的藥還是睡不好？」我從脈象上看病人顯示出中暑的脈象，病人卻矢口否認『成天在家，怎麼可能中暑？』我接著問「晚上睡覺是不是幾次醒來，滿身都是大汗，而且半夜口渴想喝水，喝水也不解渴？」病人頻頻說『是』，他才相信是真的中暑！原來他的養生方法就是堅持睡覺不開冷氣。

每年的夏天，我皆會遇到許多這樣的病人，這時候的處方就要加一味「人工白虎湯——也就是冷氣」十二年前我的第一本著作《上池之水》，書中便提到，幫女兒從東門國小轉學到仁愛國小，就是為了冷氣，想不到現在全台灣每個教室都裝冷氣機了，為什麼？不用空調會中暑，吹電風扇只會引風邪入體，解不了暑。

可惜開不開冷氣的爭議，已經從校園回到臥房；全球暖化氣溫節節上升的此時，使用冷氣固然不環保，但可以讓你免於中暑。重點是如何吹冷氣才健康？關鍵在於睡覺前便要打開冷氣，讓房間降溫變涼，尤其睡前才洗澡的人，若是主臥室連著浴室，沐浴後的熱水蒸氣，勢必讓整個臥室變成三溫暖一樣，如何不中暑？倘若此時還不打開空調，不是讓自己置身於蒸籠裡嗎？

但是冷氣能不能開整夜呢？取決於你的主臥室的散熱功能如何，台灣的房子多是學習溫帶環境，蓋房子使用鋼筋水泥，這種房子白天吸熱，晚上放熱，嚴寒的冬天可以省去暖氣的錢，可在台灣的夏天就是天然的火炕，即便到了清晨三點，戶外已經涼了，火炕還無法退熱。

等室內的暑氣退去，才是關冷氣的最佳時機。有人會問：「不是要虛邪賊風，避之有時嗎？」所以，關鍵在於冷氣口的設計，不能對著人直接吹，而且風量選擇極小。**用輻射與擴散來維持適當的溫度，而非風吹的對流來散熱**。

每年夏天在診間，我都要與環保養生專家溝通健康之道，可惜市區內的樹越砍越少，惡劣的空氣品質，讓大安森林公園的綠樹常年灰濛濛的，草地也是濁濁的，樹木草地都長不好，人怎麼會健康？大環境不改善，憑著個人苦行般的環保養生方式，只會生病來門診報到。

當全台灣的中小學都裝設了冷氣機，這麼多年來，我們的環境到底有沒有改善呢？而我這能力有限的家庭醫師，只能開出如此現實的處方，至於綠建築、都市環境規劃等議題，十年前年輕的我還滿懷理想，但看清楚政治的真相，我想這輩子大概看不到海晏河清的那一天了。

不能為良相，只能盡本分當個好醫師，照顧周圍的人們，所以不要笑我夏天開冷氣睡覺的處方！修身齊家治國平天下，我只能做到前兩點，後兩者留給志向遠大的後繼者吧！

為什麼夏天類似感冒的症狀揮之不去？

科學漢醫　暑熱讓人發汗排熱，汗腺打開後，只要吹到風，風邪便進入身體，也就是身體表面潛藏的微生物，藉機侵襲我們。

一位失眠的初診病人來看診，吃了三天的藥立刻改善。但回診後我看到脈象改變，立刻更換處方。隔天就收到病人在LINE@詢問，換了藥反而失眠，還要繼續吃嗎？我告訴他「這個藥在治療中暑造成的失眠」「但是你若不能避免持續中暑，靠吃藥來改善的程度就有限，若一直持續熱到，當然覺得吃藥沒效，絕對會繼續失眠」！

梅雨季節結束，氣溫上升，炎熱夏天天氣導致許多「火熱病」的問題。身體散熱不良，導致器官功能失常、組織受損，包括失眠、煩躁、發熱、沒胃口、胃嘈雜、胃酸逆流、胃脹氣、腹脹、腹瀉、小便不利、泌尿道結石、頭痛、頭暈、肌肉痠痛、關節疼痛、皮膚癢、紅疹、皮膚過敏、鼻過敏等等常見的問題。

病患反反覆覆受這些症狀困擾，甚至發現類似感冒的症狀揮之不去。其實這些都是「暑熱」病，也就是「熱」到了！可是病患常常反駁「整天都開冷氣，還會熱到嗎？」「我沒有熱到，我喝很多水，流很多汗」「胃腸的問題，怎麼會是熱到了？」「每年夏天都發生泌尿道結石，怎麼跟熱到有關係？」

以上這些症狀皆由於暑熱讓人發汗排熱，汗腺打開之下，只要吹到風，風邪便進入身體。也就是身體表面潛藏的微生物，藉機侵襲我們。所以夏天最是麻煩，又會熱到，又會冷到。尤其熱到之後，毛細孔打開吹著冷氣，更是冷熱夾雜，混身不對勁。但這個問題不正是每個人夏天碰到的通病，外出工作的大家，每個人頻繁進出冷氣房。

可別小看這個盛夏的暑病，**暑熱傷心，汗流浹背傷到督脈**，水份與電解質失衡，**嚴重的導致熱衰竭，也就是急性循環系統失調**。每一年可是奪走不少人命，特別是原本罹患慢性疾病患者，經不起這樣的折磨啊！

point

如何避免炎炎夏日中暑

首先要有溫度的概念——

開車的人最有感覺，因爲儀表板上顯示著溫度。開車也最容易熱到，大太陽底下的車內，若不開冷氣，常常高溫達到攝氏五十度以上，打開車門坐進去，絕對會熱到，在車內等到冷氣涼了便又冷到！最好的方法就是等車內涼了再進入。夏天車子盡可能停放地下停車場。

換成居家室內空間也一樣。常常有病患告訴我，住在山邊不熱，可是我還是把到「暑熱脈」。原因在於我們房子的建材是鋼筋水泥，白天吸熱，晚上散熱。特別是夜間，室外已經涼爽，室內卻還是蒸籠，人待在裡面一整夜，不就成了蒸熟的小籠湯包，當然中暑失眠。

其次避免大汗淋漓——

至於運動，更是要注意溫度。超過二十八度，室內不開冷氣便令人覺得悶熱。那當氣溫三十度以上，戶外運動產生更多的熱量需要排散，一不小心就會中暑。汗流浹背加上熱風吹襲，能不生病嗎？那要如何得到日曬又不中暑？請早起，不然就隔著落地窗做日光浴！

炎熱夏天不能不流汗散熱，並排宿疾風寒。但也「不能」大汗淋漓，「汗爲心之液」，只能微微出汗，適可而止，多汗傷心。夜間盜汗更是「心氣損耗」的症候！千萬不要再用心臟充當冷氣機引擎，肯定會提早報銷。

不要複製溫帶生活習慣——

歐美夏天早晚氣溫在三十度以下，可以不開冷氣，也適合戶外運動。但我們炎熱夏天對人體傷害，等於溫帶嚴寒的冬季。當氣溫高於攝氏三十五度的熱浪侵襲，等於北美寒流籠罩。大家都知道早晨鏟雪最容易心肌梗塞，那熱浪下的運動或室內悶烤呢？所以千萬不要以溫帶地區的生活習慣，變成我們自己的作息標準。

其實夏天中暑熱衰竭死亡人數，並不比冬天凍死的少。大家知道冬天會凍傷，卻少有人注意夏天的「熱傷」。夏至過後，每個病人幾乎都有「熱傷」的脈象，差別在於還有哪些其他的問題。

point

生命是無價的，正視暑熱立即與不可逆的危害

許多人熱到，都是因爲「省錢」。無論是夏季電費漲價抑制用電量，或是大熱天在路上行走，甚至是廚房的高熱，都是經濟問題，但也是最不道德的問題。

試想在歐美地區嚴寒冬天，調高天然氣價格來抑制用量會如何？加熱取暖是生存問題，世界名著《孤雛淚》中小女孩的火柴棒，象徵了西方文化生命的價值與意義，但換成是炎炎夏季的高溫，難道我們便失去「同理心」?!說穿了，是我們的價值觀不同。

在臺灣廚房裝上冷氣是荒謬！冷氣開整天是浪費！是應該受懲罰的壞習慣！

但是「熱到」的代價有多高？許多人根本沒有概念！

忽視暑熱所付出「折壽」的代價，是一般人看不到的，但透過經脈血壓計量測，便可以看到暑熱傷心後，不只心肝火氣增大。大汗淋漓後，腎氣也會虧虛。這些影響輕者口渴、身體發熱、煩躁、流汗。再重些則失眠、抽筋、頭暈、身體疼痛。嚴重就是熱衰竭、暈倒、休克，也就是最嚴重的心腎不交，下腔靜脈的血液回流心臟不足，造成左心室供血不足，不能送血上頭部而暈倒休克。

暑熱於最輕與最嚴重之間，皆讓身體承受很難立即回復的傷害，甚至是「死亡」或「折壽」。然而我在門診看病近三十年的經驗，大家總是覺得危言聳聽，寧可擔心十幾年病程的癌症，也不正視暑熱立即與不可逆的危害！

於是每年還是上演一幕又一幕的悲劇，老農昏死田埂、馬拉松賽事遺憾、海邊戲水中暑休克等這些都是新聞媒體看得到的，至於那些看不到的，只有我們這種醫師戒慎恐懼，因爲經脈血壓計的亂度指標會隨時提醒。千萬不要用命去換錢！

熱死了，還穿長袖？吹冷氣還是一直感覺到悶熱？

科學漢醫　熱到又冷到時，身體反過來要關閉毛孔，發熱散寒。開也不是，關也不是，進退兩難的問題，身體便會陷入困境。

夏至過後診所來了許多穿短袖T恤的病患，於是我把脈前，認真地提醒「在冷氣房裡，記得穿薄長袖上衣！以免著涼！」病患直覺反應「熱死了，還穿長袖？」果然脈象呈現「太陽中暍，外感風寒，邪氣侵襲的浮洪而緊脈」。

我只好回答「熱到了，身體發汗散熱，毛孔打開，這時候體表濕度提高，變成絕佳的導體，只要風一吹，體表上潛伏的微生物，便會長驅直入，結果熱到又冷到。這時候身體反過來要關閉毛孔，發熱散寒。開也不是，關也不是，進退兩難，身體便陷入困境。身體發熱發汗要趕走風寒與熱，當然怎麼吹冷氣與電風扇也不涼！」這時候病患才理解，為什麼自己的身體無論如何也冷靜不下來。

「那該怎麼辦？」最好的方法是不要熱到！夏天熱到後，一定也會冷到！吹電風扇、冷氣、喝冰水、吃生冷水果，這些都是人之常情，也會引來風寒，也就是「復氣」。所以空調冷氣要早點打開，室內悶就要開，不要等到熱到才開，那時候就來不及了，這時候便會熱到又冷到。早點打開冷氣，還可以設定在二十七或二十八度左右的溫度，然後風速調微風，這是最重要的關鍵。務必讓室內人待的位置，沒有風吹的流動，只靠溫度的輻射與擴散來交換熱度，而非風扇的空氣對流。

人是怕風的！再冷的地方還有人住，像是西伯利亞、阿拉斯加等。風口絕不能住人，隘山啞口、落山風口等等，都是風水最差的地方，不但沒有人的聚落、連牲畜都不敢停留，因為皆是風吹渙散的破敗處。堪輿的原則「藏風聚氣」，身上的穴位也是如此。電風扇請不要留在家中

（借用倪海廈醫師的名言），拿去送人，送那對你最不好的人！

失眠、頭暈、便秘、煩躁、自律神經失調？其實是「中暑」而不知！

科學漢醫　節氣進入小暑後，氣溫上升到攝氏三十度以上的高溫。稍不留意就會「傷暑」。「傷暑」導致許多併發症

節氣進入小暑後，氣溫上升到攝氏三十度以上的高溫。稍不留意就會「傷暑」。就和冬天「傷寒」，春天「傷風」一樣，「傷暑」導致許多併發症。新聞時有報導名人突然發生的不幸，中風、心肌梗塞、急性腎衰竭等等，都是暑熱傷心之下的遺憾。

門診中多的是「傷暑」的病患，也就是不自覺「中暑」的病患！主訴通常是失眠、頭暈、便秘、煩躁、自律神經失調等等。大多數的人都

沒有察覺，這些問題來自炎熱天氣，還怪自己「神經」失調。

治療暑熱有許多著名的經方。第一名當屬「白虎湯」，每天門診中皆有病患用得著。清代名醫葉天士在母親面前，還猶豫不敢用「白虎湯」，留下千古名言「若是他人母，定用白虎湯」。為何我們開「白虎湯」不會瞻前顧後呢？因為透過經脈血壓計提供清楚的資料顯示，每一個處方皆有有精確的病理矩陣與藥理矩陣對應。

如此複雜的運算，過去的經方家得幾十年臨床經驗才能達到，如今運用琉璃雲醫療的雲端ＡＩ運算，每一位醫師都能即時精準掌握其中的臨床病理變化，開出有效的治療處方。其他如「竹葉石膏湯」「梔子豉湯」「承氣湯」也都明明白白的可以鑑別診斷。

point

暑熱如何補氣？

治療是一回事，日常保養又該怎麼辦？暑熱當「養心」，養心第一補，就是「睡午覺」。夏天的下午，烈日當空，辛苦人揮汗耕耘，好命人莊周夢蝶！夏日做什麼運動好？做夢最好！

那該喝些什麼？喝常溫下的白米粥退暑熱最棒。白虎湯中的「粳米」就是白米，補肺的白米。煎煮白虎湯時，便是將「粳米」放在湯中一起熬煮，米煮熟時，白虎湯才算完成，夏天解暑熱，喝室溫下的白米粥最清爽，特別是傷暑沒胃口的長輩與小孩。

白米粥喝完，背後微微汗出最是養生，這時候趁著中焦的膀胱經水到渠成通督脈，不但可以解暑熱造成的頭昏腦脹，還可以壯「陽氣」。

但最重要的是「曬太陽」。不是要避暑嗎？怎麼曬太陽？隔著落地窗曬，或是隔著轎車的天窗曬太陽！當陽光普照腦門上，一團和氣卻不煩躁，那才最補陽氣，眞是享受。那麼在熱得要命烤箱似的車子內，或如蒸籠般的屋子內，要如何享受這種壯陽氣的樂趣？當然要打開冷氣機，室溫調在二十七度左右！

第五章

常見養生知識的迷思

與其追逐流行的養生法，不如不做

病患反覆熱到，並非治療無效

小暑過後的門診，許多患者中暑了，經過診療幾週之後，皆還是典型的暑熱脈，並非治療無效，而是病患反覆熱到。詢問病患的生活作息，發現皆有共同的問題，即從事戶外運動。夏天到了，陽光普照，風和日麗，草木燦爛，欣欣向榮，吸引著大家前往戶外運動。

連我七歲的小兒子，也整天想往戶外活動。特別是曬了一回之後，變成了「過動兒」，整天靜不下來，不是在家裡跑來跑去，就是一直說個不停，深夜了也不想睡覺，待在冷氣房裡還一直喊熱。這是典型的暑熱耗傷津液，心肝火旺的證候，**小朋友中暑，最是容易被忽略。**

歐美冬天嚴寒，冰雪覆蓋，戶外人煙稀少；直到春天來臨，冰雪融化，到了夏天，氣溫二十五度左右，才是最好的戶外活動時機，因此歐盟規定氣溫二十六度以上才能開啟冷氣，反觀臺灣，早上九點左右，氣溫便已上升達三十度以上。日落之後，氣溫尚也還三十多度。晚上即使安靜在屋內，不打開冷氣還會直冒汗，身體的熱無法散去。

試想若在白天高溫下運動，產生更多體熱，更容易中暑。尤其大太陽下到操場跑步或健走半小時，簡直就是曬人肉乾，熱到一次，整週都是暑熱傷津的脈象，本來想運動有益健康，反而得不償失。

千萬不要迷信運動百益無害！一定要注意運動時的環境條件，曬肉乾不但傷心傷腎，更有心臟衰竭的危險，而且人肉乾不值錢，沒有人想買！

人人皆可飲的養生茶文化與洗腎

W老師是十年前曾來就診的病患，當時我提醒他「病入膏肓」，小心「心血管」的問題。偏偏W老師不放在心上，或許是不耐門診的等待，幾次門診後便自行停止治療。

過了十年，W老師回到我的門診求助，希望可以不要「洗腎」。診察之下W老師心血管已經裝了支架，但不幸的是W老師突然暈倒，住院檢查之後，才發現是嚴重貧血造成的休克，貧血的原因是腎衰竭，eGFR（估算的腎絲球過濾率）只剩下二十（約慢性腎臟病第四期），已在腎臟病末期邊緣。

我向他舉了幾位腎衰竭的病例，分享 eGFR 剩不到三十左右的患者，能維持六年以上不用「洗腎」，但前提是不能吃錯，不管是吃錯藥，或是吃錯食物，皆會讓腎功能惡化。更要緊的是避免「外感」！舉凡微生物的感染，皆會造成腎功能急速惡化，包括上呼吸道病毒感冒或泌尿道感染。

這時候 W 老師拿出一堆「健康食品」，詢問我可不可以繼續服用。這正是我最害怕的「補藥文化」，其實也正是 W 老師這類型腎衰竭病患最常見「洗腎」的原因。W 老師告訴我每一樣產品的故事，每一項「健康食品」背後都有一尊大神。每一項「健康食品」，皆有一個成功的行銷術。更可悲的是，這些生產「健康食品」的公司，如同禿鷹一般，一旦像 W 老師這樣的病患，被診斷出問題，所有的推銷員都會一擁而上，強調他們的產品多麼的神效，果然生病的人身上都會飄出錢的味道。

W老師從住院到出院期間，自己與周圍的朋友們已經貢獻了不少「健康食品」，舉凡「*迪湯」「**養生茶」「靜*飲」等等，都是即時報到。還好我已經驗老到，明白自己說再多也比不過「健康食品」公司的廣告，我請W老師自己每天使用經脈血壓計量測，看看經脈亂度有沒有收斂。

如果盛情難卻，可以吃「健康食品」之前量一次，吃完半小時再量一次，比較前後兩次的結果，從收斂與發散的經脈，便會明白「健康食品」是否有幫助。果然，高頻的經脈都發散了，這是什麼「養生茶」？原來是「*迪湯」。是啊！都快洗腎了！還「妄想」著喝「**養生茶」能讓腎臟恢復，難怪臺灣的洗腎密度全球第一，而第二名的馬來西亞，也是如此的文化背景。

診所中幾位腎衰竭的病例，維持六年以上不用「洗腎」，那是多麼艱辛的治療歷程。六年來每週一次回診，每次處方都必須根據脈診量測，掌握十二經脈氣血虛實，這樣的治療不是用猜的可以達成。

如果有「養生茶」可以治病，那我何苦三十年來，周休一日，幾乎天天晚上看門診，難道我比較笨嗎？還是商人想得太簡單了。為什麼治病那麼難？養生茶的文化培養太多「豬隊友」，讓醫師們忙得焦頭爛額，偏偏病人還信這套「行銷術」，難怪臺灣每年健保要付五百億，給十萬人洗腎。

還有一堆人喝著「**養生茶」，排著隊等花這筆錢，你說二〇三〇年健保會不會破產呢？治病真難！治心病最難！

科學漢醫的養生除了守護身體的免疫力（如第二與三章所述），讓身體感染病毒後，啟動自癒能力。我們也要記起漢醫二千年的傳承中，一直告訴我們天人合一，身心靈一體的智慧。

夏天陽光燦爛吸引著大家從事戶外運動，卻很少人會覺察到，這時候運動對身體對心理的影響（好比小朋友會靜不下來，說話說不停等）。古代漢醫告訴我們，養生的精髓交織在日常生活的許多細節之中，若不是有經脈血壓計量測脈診，顯示出人體的十二經脈氣血虛實的狀況，是無法說服大家，仲夏太陽下不出門的。

「多運動有益身體健康」這樣的信念深深根植於大家的意識之中，這樣的信念也造成許多人身體不適，這些我們都可以從脈診量測出來。在我的病人之中只要心氣不足，便無法充分供應四肢循環，便無法勉強他們運動，增進心肺功能，去運動反而增加他們的心肺負荷，必須先將五臟六腑十二經脈共振恢復後，才能緩緩啟動。這樣的病人也多會積極詢問我，他們要做什麼運動來改善？我總是淡淡地說「你現在不用做什麼，多休息就好」。病人對這樣的回覆常很驚訝，隨之露出如釋重負的表情。

我們離漢醫養生的智慧如此遙遠，遺忘了身體有其智慧，身體有自癒能力，在消費社會推波助瀾之下，大家總想多做些什麼養生，然而卻在不了解自己身體的狀況下，讓身體（或人）疲於奔命。科學漢醫的養生便是奠基古老漢醫智慧，傳承自《傷寒雜病論》，透過科學工具的檢測，讓每一個人能按照自己的節奏頻率，自己的身體狀況，簡樸輕鬆的養生。

一、綿延不絕無法分割的身心靈關係

古代漢醫家視人體為一個系統化的整體，並且受大自然環境的影響。

因此小朋友在大太陽下曬了一回（受大自然環境），晚上睡不著（身），還一直說個不停，靜不下來（心理）。這一連串的連續反應，顯示著系統內的各部分各有所司，且彼此密切連繫與相關，同時心靈活動也是在這一系統化的整體之內。因此漢醫強調「天人合一」與「身心靈合一」，這樣的視野，過去三十年來科學漢醫已經可以透過共振相關研究來理解（請見第三章）。

人體的不同次系統負責不同的感官任務，如肝主目司視、腎主耳司聽、脾主口司味、肺主鼻司嗅。內在生理的狀態影響心理與精神情緒的穩定反應，也就是身體五臟六腑十二經脈的偏盛與否，形塑了一個人是否性急善怒（肝盛）、積極好樂（心盛）、悲觀愛哭（肺虛）、恐懼善驚（腎虛）、憂思多慮（脾虛）等特質。

更重要的是，根據科學漢醫的研究，五臟提供了六腑共振所需的能量基礎，透過循環系統，整體系統化地維持大腦生理的恆定與功能，才能表現出七神或七情等各類情志現象。

人的外顯情緒（語言或行為）是某個次系統承受太大的共振，為了得到平衡，如同「彈奏」樂器般將**過多的能量散播而出**，因此而有「肝主怒、心主喜、肺主悲、腎主恐、脾主思」等精神情緒或心理的變化，這些情緒與心理變化也都可以透過脈診儀，在相應的臟腑經絡客觀量測得出。

肝火大的病人爲什麼通常會失眠？

診間的病家出現肝火大的脈象，通常可常見其神情煩躁，性急善怒，此時若以舒肝理氣的方法，多能立即得到改善。

但若病患長期身處壓力緊張的環境而不能避免，甚至好怒成習慣性，則病情時緩時重。進而累積成肝火傷陰的病機，就容易影響睡眠。

過了不久，病患便會抱怨，常常在深夜一點到三點驚醒過來，此段時間正是足厥陰肝經循行的時辰，原本身體在這段時間藉「夜臥血氣歸肝」來養肝陰，結果病患肝火傷陰，反而身熱難眠於此時煩悶醒來。眼睛一睜開，肝氣開始外放，不但養不到肝陰，反而精神又來了，於是只好藉讀小說或看電視消磨光陰，直到精疲力竭方能入睡，這正是虛耗氣血，反而加重惡性循環的習性。

若沒有調整作息或治療，接著反侮傷到手太陰肺經，失眠的時間更長了，延長到肺經循行的時辰三點到五點，只得天亮方能入睡；傷到肺氣，影響氣體交換的效率，便會整天缺氧沒有精神，傷到肺陰則變得容易悲傷，觸景生情。

同樣的病機演變也發生於心盛、腎虛、脾虛等五臟六腑十二經脈的虛實，甚至一條經脈傳變到下一條經脈。從上一個案例可以明白生理與心理交互影響，**反應著身心靈三個層次，不可分割的密切關係**。

對科學漢醫來說，**疾病是內外問題的顯示，表現在身心兩方面，病根則在「習性反應」**。透過十二經脈盛衰的分析，可以清楚地觀察出近期或常年「習性反應」的痕跡，這也許是所謂的「業」習。習性反應是一個人的價值、觀念、習慣的總合，表現在日常生活的行為，或者是起居作息飲食與情緒，甚至與周圍有情無情眾生的互動。

二、科學漢醫養生的最大祕密——精神內守

內在心理與精神的情緒變化好比交響樂團演奏，外在的人事物環境是彈撥的動力，四時有常、起居有序、飲食有節，內在的心理與精神情緒，也就容易保持和諧。反之當外在條件混亂不已，內在的心理與精神情緒也就容易紛亂暴躁。

漢醫帶領我們認識生命整體豐富的秩序之美，每一個生命都好比是

獨特的樂器，發出屬於自己的音色旋律，**生命的美好在於大自然豐富的生態，與世界價值的多元並存，構成和諧共鳴的偉大交響曲**，而不是彼此干擾混亂的吵雜噪音，或是不協調強勢主導的單聲獨奏，迫使生命失去自己獨特的存在價值。如此氣的樂章波動演奏，不只落實在有形的身體，也同樣運作於無形的精神意識。

《魯賓遜漂流記》是我很愛提起，發人深省的故事，它睿智地說出當代人的處境。魯賓遜漂流於荒島之上，沉船裡有一箱箱的金幣，然而在島上，金幣是無法流通，且毫無價值的；島上原住民星期五原本生活得自由自在，卻因為羨慕魯賓遜擁有便利的槍枝與魚網，比起弓箭與釣竿更容易狩獵營生，因而被說服將每日的勞動服務，藉由金幣計量，累積成箱後，可以交換魯賓遜的生活物質與服務。

就這樣，天真單純的星期五，受到魯賓遜的自私自利干擾，自願淪為奴隸。然而，當金幣累積成箱時，星期五竟然沒有堅持原訂的主從角色交換，反而接受魯賓遜新的一箱金幣的誘惑，此時失神的星期五已被洗腦，也認同了魯賓遜創造出金幣的虛構價值，永遠役於物了。星期五失去的天真自在，遠勝於魯賓遜從沉船中提供的有限物資，受他人外在的價值干擾，淪為外物的奴隸，是身心最大的扭曲病態與不幸。

現實的生活中，雖然我們會嘲笑失神的星期五，然而我們也常常自願或被迫扮演星期五而不自知。這是導致身心窒礙無法自在，心神矛盾動輒得咎，並且疲於奔命忙亂不堪，甚至是引發身心疾病的最主要因素。

如何保持一顆赤子之心，精神內守，不假外求，或許真是這個時代養生最大的祕密。

三、明白自己的十二經脈氣血虛實，找出適合自己的養生法

過去二三十年來，每隔一段時間便會流行某種養生方法或是養生品，透過消費社會各種媒介宣傳鼓吹之下，大家為了身體健康，常常不斷實踐各種養生法，深怕錯過什麼對身心有益的方法，當代消費社會的影響力我稱之為「意識的病毒」，一般來說病毒影響身體健康，「意識的病毒」則影響人的信念以及心理行為。也因此人受到外在意識病毒的影響，緊張兮兮，根本不可能精神內守，也無法僥倖獲得健康，甚至連最基本的天天解便、一覺好眠都做不到，還白白當了各種養生教主的自願實驗品，傷了銀子也傷了身子。

再次提醒大家，宣稱越有效的療法，就更需醫師診斷施治，不能在家ＤＩＹ，否則就是鼓吹病人自殘與自殺。試想人體是如此高度秩序化豐富細緻的整體系統，每個人可以一體適用嗎？每個人的十二經脈氣血

虛實皆不相同，如何可以一直用同樣的養生方法呢？

縱使有上千人聲稱ＤＩＹ有效也不足取，因為醫療絕非一將功成萬骨枯的臨床實驗，所以《內經》對醫師的最高評價是上醫十全九，就是要求醫師必須充分掌握適應症與禁忌，維持最高的療效，而非以量取勝，否則便很容易導致如密醫濫用類固醇，並且辯稱極為有效、救人無數，卻造成可怕的後遺症。

上醫治未病，同時也要防止這類錯誤觀念的流行，藉由媒體大肆渲染，有如意識的病毒，如此才能避免許多不當的養生方法，危害一大群可憐又無助的病人，且害漢醫背黑鍋，被西醫笑不科學，不可不澄清。

四、常見養生方法的迷思

許多人常常運動，看起來身體健康，為什麼反而中風或是心肌梗塞呢？

科學漢醫　運動養生，重點不只是運動方法，而是注意運動的時間長度。如果輕忽，長期下來經絡便會缺血缺氧，容易猝死或衍生疾病。

漢醫的養生觀念跟西方醫學不同，西方希望運動時最好心跳可增加至兩倍，心臟消耗最多的脂肪酸，心臟是唯一消耗脂肪酸的器官，以這原理幫助減肥，可是西方醫學不知道如此會傷到心。

東方的運動反而希望運動時，心跳不要增加太多。我們從經脈血壓計看到心跳一旦增加到兩倍，人體經脈只有雙數諧波（如腎經、肺經、膽經等）得到供給，單數諧波屬於消化器官，如肝臟、脾臟、胃臟、肝經、脾經、胃經等，則供血大幅減少。為什麼運動前後不適合吃東西，否則容易嘔吐，或者肚子痛。原因便是如果強行運動，血液供給不及，人體無法消化，只好吐出食物。

當我們想運動養生，重點不只在於運動的方法，而是留意運動的時間長度。如果輕忽，長期下來經絡便會缺血缺氧，於是容易猝死或衍生疾病。好比鐵人三項運動的愛好者，得要特別小心。從漢醫觀點來看，劇烈運動數小時，第三諧波（脾經）得不到供血，長久下來便容易慢性發炎，甚至提高病變的機率。

長時間運動固然讓血液輸往四肢得到供氧，有助於腎經，可是單數的肝經、脾經、胃經，便處在不足的狀態，人體如醫學工程般的設計，現代醫學卻很少探討。生物從演化開始，這些工程般設計原理便鑲嵌於生理設計之中，身體如同一具完美精密的儀器，它同時要管理十二個諧波（亦即漢醫說的十二條經脈），這就是萬物之靈與其它動物最大的不同。

另外，也由於缺乏工具的追蹤，讓從事運動賽事的人，不知道今天他並不適合參加比賽。譬如，馬拉松賽跑曾經發生選手猝死事件，事實上會猝死的病人，賽前皆會有徵兆，我們並非認為馬拉松不好，而是認為參與這項比賽之前，應該先量測血壓，或是最好量一下經脈血壓，確認幾個與死亡相關的肝經或者是肺經指數，是不是處在特別弱或者亂度特別得高的狀態，出現這些狀況的選手，主辦單位便不該允許他參賽。

point

如何運動才不傷身？

中國自古流傳下來的養生方法，無論是太極拳、八段錦等，這些皆是能讓十二經脈甚至奇經八脈，維持平衡的運作，讓人不容易老化。動作看起來雖然有點複雜，可是比起馬拉松、三項鐵人等運動，來得簡單容易，只要具備恆心就可以，不需要有毅力，每個人都做得到，也不需要太複雜的學習，更不會造成運動傷害，男女皆是。或是每日做簡易的拉筋動作或體操，也是運動。

一般人覺得只要流汗就是好事，可是漢醫關於「流汗」，還分春夏秋冬四季不同。冬天不希望人流汗，因爲血液若要升到表面來，本來便很耗費心臟力氣，而且一流汗也容易外感。夏天流汗雖有助於排泄，有助於循環，可是夏天端午節過後戶外活動，也須留意暑熱，夏天對流汗更需要細膩處理。

至於春寒料峭，當然不能發汗開腠里讓風寒侵入；秋主收斂，燥氣時起，更要避免汗出傷津液。過度的運動都是耗氣傷津損精的問題，偏偏運動背後相關的產業太複雜了。不是我這螳臂般的醫師所能抵擋。只能點到爲止，希望大家多多愛護自己有限的生命，與血肉組成的身體。

太冷太熱或是雨天皆不適合外出運動，以免外感。

漢醫講的「外感」最根本的狀態，就是一般人只要流汗，毛細孔打開，一吹到風，病毒就進入身體了，所以爲什麼慎選運動時機很重要。病毒感染可大可小，小的話若你免疫力還好，打一仗就好了，打打噴嚏或是流鼻水。如果沒有康復，病毒往裡面跑，還以錯誤的方法治療，情況便會越來越嚴重。在我的門診當中，七成的患者就診時已有處於外感，但卻渾然不覺。就像很多人感染新冠病毒，剛開始時都沒出現症狀，可是沒出現症狀不代表沒事。

退休後過著種田陶淵明般的田園生活，有益於養生？

科學漢醫　小心看似體面的養生習慣，背後藏著中毒的陷阱。

有一位病患是交大教授，每週從新竹北上看診，調養五六年之後，讓他可以從繁忙的學術生涯健康的退休。退休之後他與妻子搬到南投鄉間，過著如陶淵明田園般的養生生活，由於交通不方便，他開始斷斷續續回診，一年後甚至音訊全無。又隔了半年，教授太太回診並帶來教授病逝的惡耗。

教授太太回診時，說先生是讓農藥害死的！我問：「為什麼是農藥害死？」她說：「他退休之後滿腦子想著園藝，每天與花花草草在一起」我再問：「這和農藥有什麼關係呢？」她回答說：「花花草草就是要噴農藥呀，要不然蟲子就會吃啊，他就是這樣得了血癌，很快就走了」。

這還不是最可怕的，退休後種花草、種田的人不多，可是打高爾夫球的人卻很多。另一位朋友，他管理高爾夫球場。他說：「高爾夫球場的農藥更多」綠油油一大片草地如此漂亮，看來賞心悅目，其實也是如同花花草草一般，得靠噴農藥來維護，不然蟲子早就吃得光禿禿的。

退休後種田或是打高爾夫球，這些看似體面的養生習慣，其實背後隱藏許多陷阱，如果不是像我們專治疑難雜症，一般大眾根本不會知道。所以這位大學教授退休以後，肝火沒降下來反而更大，我們也才明白原來「中毒」也會顯示在肝火大，這也為何苦口婆心勸大家，要留意肝火不要太大。同樣地，漂亮的水果或是青菜，若是農藥殘留也會讓你肝火大。

認真練氣功便可以健體強身？

科學漢醫　練氣功若要有效，還是要分十二經脈氣血虛實，「虛則補之，實則瀉之」。

從桃園來了一位男性病患，身受倦怠苦惱已經多年，這原本是台灣環境造成的濕熱體質，只要遵循飲食禁忌，調整幾週便可以改善而恢復活力。但他告訴我相繼已經練了「**導引」與「**站樁」兩種氣功，結果倦怠沒改善，卻又多了失眠與筋骨的問題。這就麻煩了，已經「走火入魔」。還好只練了一年半載，停練再治療調養還有救，不然像「*發功」與「**導引」的教主前來就診時，一位血癌爆發，一位眼睛失明，積重難返，又不肯停止練功，那就藥石罔效，神仙也難救了。

為什麼有些人練氣功受益匪淺，有些人卻走火入魔？其實這與練功前的體質，和功法作用皆有相關。練氣功若要有效還是得要分十二經脈氣血虛實，「虛則補之，實則瀉之」！而那些「走火入魔」的教主與信眾，都是最有恆心的，可是他們沒有處理好「外傷」與「內傷」，便認真苦練。

哪些功法補哪些經脈？哪些地方有外傷？這些問題不是大師們的專長，氣功大師們只會用一招打天下「繼續練，問題就會解決」，「繼續練」是關鍵，但問題通常不會解決，是適合的人留下來「Try and Error」。只是「死人不會說話」，適合的人留下來繼續練，不適合的人另投他門，或輾轉來到我們這種專門診療疑難雜症的醫師，我們一向默默幫人收爛攤子善後。而那些藥石罔效，神仙難救的病患，更是沉默無語了，所以練氣功便只有受益匪淺的正面聲量。

大抵氣功都是動作重複，也就是「規律性」運動。目的是透過強迫共振，使四肢相連的經絡規律性運動，而增加氣血循環。手部運動主要是手太陰肺經，如香功的初級功法、外丹功的入門功法、平甩功腿部運動主要是足少陰腎經。香功的中級功法、站樁、頭部運動主要是足少陽膽經，八段錦中的轉頭功法也是。

強迫共振要得到效益，一定要阻力變小。身體一旦有外傷或外感，阻力便會變大。此時若是勉強繼續練，不但得不到好處，反而「走火入魔」。也就是心火與肝火越來越大，超過身體的負荷。難道這些問題氣功師父不知道？當然不知道，所以教主們到了積重難返才來門診求治。

更重要的是，教主們根本不相信，他們總是認為自己的功法天下無雙，每一個人都可以練、適合練，認真練就可以健體強身。就像十全大補湯！八珍湯！可惜十全大補湯與八珍湯，自古就是宮廷裡皇帝后妃補出問題的根源。「什麼都補，就是傷心」，其實最難懂的還是每一階段該吃什麼藥，練什麼功，補哪一個經脈臟腑，這是動態的變化，而不是刻舟求劍似的對應。至於找出外感與外傷，那更是進階的功力！

每一種氣功如同一味藥，必須先診斷出練功者的十二經脈氣血虛實，「虛則補之，實則瀉之」，才能選擇適合自己現階段的功法。

point

練功為什麼會走火入魔？

大家皆聽過「走火入魔」，但練功因何變成如此呢？主要關鍵在於「氣有餘便是火」。當練功者頭部的氣血失去平衡，造成不可逆的傷害，損害到腦部細胞功能，進而產生神經或精神的問題。《內經》說「久而增氣，物化之常。氣增而久，夭之由也」請大家務必牢記，這一概念不只適用於藥物的副作用，也適用於氣功。

比如幻聽病患的脈象，我們可以發現病患頭部高頻經脈，氣血嚴重不足，相似的脈象也會出現在憂鬱症、失智與重聽的病患。「氣增而久，夭之由也」提醒我們，身體自身有代償的機制，用來平衡各種不同的外在作用，使身體趨於和諧，例如耐受性

（Tolerance）這樣的機制，當人們重複一直服用同樣的藥，身體對藥物的反應便會降低。「走火入魔」便是破壞了這樣的身體代償機制。

練氣功爲什麼會破壞身體自有的代償機制？原因在於練功者沒有正確選擇適合自己當下身體狀況的功法，也就是「虛虛與實實」，補到邪氣侵襲的經脈臟腑，或瀉到虛的經脈臟腑。

治療的方法應該特定增強這些不足的經脈，而非增加心經與肝經的負擔。但一般的治療或氣功，若沒有先正確診斷練功者的體質或潛在的問題，冒然練功或服藥治療，便容易發生肝火或心火上升的問題，最常見的問題莫過於「甩手」，這是最容易得氣的功法，也是最容易走火入魔的功法。

二十多年前盛行的＊丹功，入門的甩手造成許多人高血壓，甚至中風的困擾；包括教主與教練皆不能倖免，後來便消聲匿跡，從紅極一時到乏人問津。特別是外感肺經時更是不能甩手，不但補不到肺氣，還會讓邪氣侵襲全身，「久而增氣」明白地告訴我們，透過同樣的頻率提升共振，便能增強某一特定諧波器官的氣血循環，進而促進功能。

習練其他的功法也必須注意上述這些問題，比如站樁，當病患頭部缺血，勉強站樁，便導引氣血到下半身的兩腿，固然補到腎氣，然而頭上缺血則更雪上加霜，繼續習練，不是加重心臟負擔，就是頭暈休克暈倒。

現在醫師可以透過經脈血壓計，便能達到自古神醫才有的境界，也就是「內視經脈臟腑」的神通。練氣功想受益匪淺，不走火入魔，可以先諮詢這些醫師。

泡溫泉可以紓壓，還能促進新陳代謝，有益養生？

科學漢醫　泡溫泉容易讓濕氣進入體內。

黃校長是我的忘年好朋友，也是我見過最有趣的一位長者！他是林義雄的高中同學，年輕時便投入反對運動，在民主沙漠、黑道的故鄉打拼。選過縣長、輔選過無數議員、縣市首長。阿味走路時，睡在他家樓下的客廳，那群手握傢伙的小弟，嚇跑了黃校長的夫人與小孩。

擔任自由時報總經理時，集知識份子、工人與商人角色於一身，讓報社轉虧為盈，讓林榮三、吳阿民讚嘆！在嘉南平原的水庫造林，幾十公頃的衫木過了砍伐期，幾千萬的投資沒有任何回收，就這樣成了綠化與愛地球。

黃校長晚年沒有收入，其他投資也沒有回收，一個人清苦地在宜蘭礁溪養老，兩個小孩都在美國打拚，真是一個真實的台獨人士，雖不像神壇上的人物，卻是活生生的英雄好漢。

黃校長退休之後，用了儲蓄買了一間礁溪的小套房養老。看上的是大樓旁鄉公所提供免費的溫泉設施，迷信著泡溫泉可以促進新陳代謝養生。想不到每天泡溫泉流汗過度，讓他急性腎衰竭，開啟了洗腎人生。最後也因暑熱下泡溫泉，心臟衰竭暈倒休克。

月初，洗腎中心等不到例行的報到時間，通報大樓警衛，才發現黃校長口吐白沫，暈倒在家門口，緊急開心手術後，住進安寧病房。原本安排週日到宜蘭探望他，想不到黃校長週六下午便離開人世間。

八十三歲高齡離世，卻渾身都是病，這是臺灣社會老人的典型。大家都想著退休後到好山好水的鄉下養老，殊不知醫療資源決定了生老病死的歷程。黃校長幾次住院、緊急洗腎、開心手術，家人皆沒在身旁，活像一張沒有信用額度的提款卡，一台開心手術，健保就要給付幾十萬。這樣的病患真的早已被死神鎖定！神仙都難救！

這十年來，我也曾在黃校長主動地詢問下，提供免費的醫療服務。但從礁溪搭公車到台北來，每週一趟，一個月後就嫌麻煩了。更重要的是，我要求的生活作息、飲食習慣，黃校長完全不能配合。

我只能眼睜睜看著黃校長從糖尿病、高血壓、冠狀動脈硬化、腎衰竭，到休克開心失敗，這些問題都是可以透過科學化的漢醫避免遺憾。可惜，這樣開明的長者，心中遵循的還是主流西醫的價值觀念。沒辦法，日據時代殖民當局打壓漢醫的遺毒「西醫是科學的，中醫是不科學的」，到現在還是牢牢盤據著老一輩人的潛意識。

信仰會令人付出生命的代價，醫師與死神拔河，幾乎都是輸的，如果病人也和死神站在同一邊，那醫師還有什麼力氣與死神拔河？

一般不建議泡湯或泡澡，毛細孔遇熱開啟後，濕氣（泡澡的水氣）容易進入體內。

可以刮痧，不行拔罐？刮痧與拔罐不一樣嗎？

科學漢醫　「刮痧」是運用瞬間的「動態能量」施力於穴位排除舊瘀，「拔罐」是用「靜壓能量形成吸力」產生新的瘀傷。

初診病患第二次回診，由於沒有人可幫忙刮痧，他前去讓民俗療法業者處理，竟然被拔罐，帶著滿是「紫黑瘀斑」的背部回診。這些紫黑瘀青能完全消除，至少需要三個月到半年的時間，脈診檢測結果出現血分亂度嚴重上升，也就是血瘀的問題。過往甚至有些病患造成永久性的瘀傷。

我當場正色以告「只交代你刮痧，為什麼自作聰明去拔罐？」她說『推拿師說拔罐也可以！』我說「這是兩種完全不同的原理，怎麼會一樣！」

「刮痧」是運用瞬間的「動態能量」，施力於穴位排除舊瘀；當血分亂度增加時，精準刮痧正確的穴位，可以讓亂度下降，也就是改善血瘀。「拔罐」是用「靜壓能量形成吸力」，迫使局部組織內的積水或積血流出，若沒有配合採血針扎孔放血，瘀血是出不來的。所以拔罐只適合用於血腫放血，若非血腫放血，反而造成局部組織內血液凝滯，產生新的瘀傷。

血腫的病患本來就不多，我行醫至今三十年，需要拔罐放血的病患，不超過十位，一般正常人根本無需拔罐。刮痧很累，民俗療法業者當然希望病患使用不費力氣的拔罐，還胡說「拔罐拔出很多濕氣」。皮膚本來便會出汗，以杯蓋封閉悶住二十分鐘，當然會產生排汗的蒸氣，這哪是排濕氣？

這些受到誤治的病患，任由自己的身體讓外行人處理，許多初診病患剛來時，脈象都是亂的，有緣人還能來門診就醫，而那些無緣的人，卻只能全身痠痛或是一身奇怪的病，還找不到病因。就是這些外行人，才讓西醫如此看不起漢醫，甚至不信任中醫的治療，對醫學知識完全不了解，只用土法煉鋼的方式是行不通的。

為什麼我一再提醒大家小心拔罐？因為來自我們臨床上的實證量測數據，再再顯示著拔罐對身體的不良影響。無論什麼不同方式的拔罐，都是以靜壓吸住局部體表，造成皮下組織出血，這一位置就是筋膜的上方啊。

許多運動員由於運動傷害或風濕疼痛，以冰敷或拔罐來減輕疼痛，卻造成寒痺與血瘀。有些運動員便是受不當治療所苦，葬送了運動生涯，包括棒球國手陳金峰與王建民，他們退役前皆曾經運動傷害，且接受民俗療法治療，結果如何？提前退休。

試想，刮痧兩天瘀痕便會消除，因為是在「去瘀」，而拔罐造成的瘀痕卻要兩三個月才能消散，那是因為「多了新的瘀」，即使沒有專業知識，當看到自己身上的瘀許久沒散去，不會覺得奇怪嗎？希望大家都能有獨立思考的能力，不要人云亦云，隨便拿自己來人體實驗。

拍打拉筋治百病，是真的嗎？

科學漢醫 愈有效的治療，就更需醫師診斷施治，而不能在家DIY。

「拍打」與「拉筋」一度盛行於坊間，並且引發強烈爭議，現在依然會出現在許多健康節目中，做為按摩經絡的方法。「拍打」與「拉筋」的道理類似刮痧，藉由循環系統共振的機制，破壞微血管叢而重組微循環，並啟動發炎反應來帶走瘀滯的組織與代謝物。拍打藉由敲擊，啟動強迫共振；拉筋藉由伸展，調整共振條件。

可是對我們來說，**達成共振的條件很嚴格，必須在適當力度、張力、頻率與彈性下，方能有益健康，否則徒增心臟負荷，折壽且驗不出傷。**

因此，糖尿病、慢性皮膚炎、血管炎、心臟衰竭、心律不整、中風與凝血異常的病患皆不適宜，死命拍打更是危險。我曾經做過實驗，記錄病人拍打前後的血壓波，結果發現有人會心律不整。

「重組微循環」也是不得已之下的強制手段，必須確定有「瘀滯」實症，方能有益，否則「虛虛實實」是大忌，而且通常只能用於陽經，因「陽常有餘，陰常不足」、「陽主舒散，陰主收藏」。因此除上述病人外，「氣虛」與「內傷」者更要小心，必須經醫師診斷方能施行治療。拉筋亦然，一旦超過心臟負荷就會休克，如同暈針。

啟動局部發炎反應更須謹慎，因發炎反應是一刀兩刃，因此過敏與自體免疫病人皆為禁忌。必須針對病因，分清外邪六淫或內因七情，予以施治，否則若變成慢性發炎常是弊多於利，大部分的癌症都與慢性發炎有關。

若是無法忍受拍打或拉筋不適，切勿勉強，所有江湖術士都強調，持之以恆一定會好，不會好的都是沒毅力。醫療必須考慮安全性與有效性，所以才有適應症與禁忌，不能排除禁忌就不會有安全性；沒有清楚的適應症，其療效就大打折扣。

因此愈有效的治療，就更需醫師診斷施治，而不能在家DIY。

我可以斷食嗎？生酮飲食、斷食法、食氣（辟穀）這些方法適合我嗎？

科學漢醫　病患頭部六條經脈已經能量不足，連血糖血氧都輸送不及，只能代償走足厥陰肝經，因而肝火大的不得了，斷食只會增加肝臟的負擔。

門診幾位病患詢問我可不可以斷食，我直接告訴病人，你的身體代謝出問題，是循環系統不好，血糖到不了該去的地方。是現金流出了問題！不是錢太多出了問題！

當現金進不來，現金流斷鏈，資產不但變不了現金，付不掉該付的帳單，還有跳票破產拍賣的危險。代謝症候群的病患通常頭部循環不好，氣血上不了頭部，高頻經脈能量（請見第一章）分配不足，為了讓頭部腦細胞取得足夠的血糖或血氧，只好代償增加血壓或血糖。

有些患者乍看之下以為是高血壓或糖尿病，然而其實是道路不通，路上塞車，造成腦部缺氧或缺糖。這些病態是身體本身代償解決問題的補救方法，雖然治標不治本，卻是應急措施，以免餓死腦細胞，產生失智或其他神經衰退的問題！這是身體自己本身的調整機制。

所以我常常說：「身體有自己複雜的病理機制，不是業餘人士能處理的，道聽塗說自行人體實驗，只會越來越糟，最後變成不可挽回的悲劇！」特別是腦細胞只用現金，也就是葡萄糖與氧氣，這些都要循環系統即時供應！缺血五分鐘都不行！

分分秒秒都要花現金，怎麼可以失業沒收入？我們治病就要治本。改善循環，血壓血糖便會下降！更不用提肥胖的問題，只要配合飲食禁忌，就算一天四碗八十克的白米飯，每週還是可以減重半公斤。

至於主張酮體可以穿過血腦障壁到達腦部的專家們，便是不清楚病患頭部六條經脈已經能量不足，連血糖血氧都輸送不及，只能代償走足厥陰肝經，所以肝火大的不得了，怎可以斷食來增加肝臟的負擔？竟然還要肝臟加班製造酮體！更何況酮體過多，還會產生酮酸中毒的問題！

過去四十年來，由於農業與經濟發展，人們飲食無虞，卻產生各種「代謝症候群」。說穿了就是飲食過量，也就是「貪慾」橫行的禍害。解決這個問題很簡單，只要少吃就好，不必斷食，也不必採取什麼「阿金飲食」「生酮飲食」「間歇性斷食」等流行的減重方法。

這些「以妄為常」的飲食作息不但不能解決循環問題衍生的代謝疾病，更會產生新的問題。曾經風靡一時的「阿金減肥法」，後來媒體報導出阿金本人死前體重過重，且有心臟病史。

斷醣只吃蛋白質減重是無效的。藉由減少醣類來減重的方法，就像斷現金流一樣，雖有立即體重減輕的「暫時效果」，但是不可能長久。循環系統產生問題的狀況之下，如何可能有效地將堆積的脂肪資產變現而「不出問題」？代謝異常出問題立即損到五臟六腑，首當其衝的就是頭部只用現金的腦細胞。

聽過王永慶「瘦鵝理論」的人就知道，飢餓是重要的誘因！王永慶年輕時養過鵝，深知要養肥鵝，得要先讓鵝挨餓一段時間，之後再餵養鵝隻，鵝便長得又胖又肥。原因在於所有的生物皆有著囤積熱能的基因，以備不時之需。

關於斷食，東方亦有流傳久遠的道家養生之術「辟穀」，同時道家也有「房中術」，講求御而不瀉，可一般人做得到嗎？連最崇尚仙道的明朝嘉靖皇帝都讓十三歲的尚妃五年榨乾，如何飛升？求仙的本領若無仙人傳授，誰學得會？更何況仙人還需要飲食與性交嗎？

偏偏食色是人之大欲，也是疾病的根源。可惜一般人分不清治病與養生的差異，總是以治病的方法養生，以養生方法治病。

「辟穀」是鍛練特異功能準備成仙的本事，不是治病的方法。肥胖、糖尿病、高血壓患者不要冒險嘗試，這些代謝性疾病漢醫自有治療之法，只要配合忌口，少吃一點垃圾食物就可以。斷食有其風險，血糖若太低休克，就如同現金流斷了，跳票破產倒閉，千萬不要拿自己性命開玩笑啊！

縱使百億富豪願意與我合作投資脈診的醫療事業，雙方也討論半年，可是聽到對方提及列入「斷食」的治療項目，即使對方以《新英格蘭醫學》期刊的研究說服我，我仍不為所動。因為當我們透過脈診看到代謝相關疾病背後呈現的經脈問題，是可以透過醫聖《傷寒雜病論》治癒，便無法接受瞎子摸象般的研究報告。

《新英格蘭醫學》期刊是當代醫學的頂尖境界，同時也標示當代醫學的瓶頸。一千七百年前醫聖張仲景早已超越西方醫學瓶頸，因而我們知道漢醫可以到達的療癒境界！現代漢醫早可以運用科學方法印證，解決當代流行的健康問題。

有些人也許會主張古早的人類常常處在飢餓的狀況，那才是常態。沒錯，但是過去的常態，所有的動物其實都處在飢餓的狀態，所以它們不會創造出人類所創造的世界。

在人本世界中，人類建造了各種人為環境，誕生各式璀璨文明，是由於人類朝一個方向演化，也就是越來越多時間使用腦與心。人體的眼睛、耳朵等各種不同的感官，以及神經作用越來越細緻的分化，這些運作都是為了輸送血液到頭部，腦部細胞只使用葡萄糖與氧氣，使用即時的現金，為了增強這些作用，於是演化出手太陽小腸經等這幾條高頻的經脈。

若碰巧有機會斷食，您可以感覺看看，一定頭眼昏花，因為沒現金可用。想一想您還是進化中的人類嗎？您還能夠做一個有創造力的人嗎？當餓肚子的時候，什麼事都無法做，連打電動都沒力氣，只能等著生病。餓病沒藥救，只能吃飯啊！

吃素對身體比較好嗎？

科學漢醫　飲食的學問很大，任何執著的飲食習慣，務必小心，均衡飲食比較重要。

門診來了幾位茹素者，每一位皆深信素食會帶來「健康」，可惜事與願違。其中一位三十八歲病人，罹患肺癌全身轉移，依然執著茹素，他不相信他的病與吃素有關。可是坐在一旁難過的父親，對我的醫囑頻頻點頭。

另一位病人全身都是怪病，僵直性脊髓炎、間質性肺炎還有痛風。她直接說「吃素怎麼可能生病？」她身心靈都很健康，她覺得吃素不殺生很好。但現實是她全身都是病，而且與她吃太多豆製品有關。最後我只能說我治不好她的病，請她另請高明。因為我沒辦法治人的「執著」。

吃素面臨兩種問題，其一，女性在停經前吃素，每個月會有一次大量失血，要如何補充？其二，吃素會吃很多加工食品如素雞、豆腐、豆乾等等。這些加工品對身體怎麼可能會好？甚至都成了尿酸與痛風的體質。

我不是不贊成茹素，而是要慢慢來，至少停經前不能吃全素，不然身體怎麼可能受得了？吃蔬食很好，可有些人的素食是吃一大堆加工食品，靠宗教信仰來支撐自己的身體健康，實在是一件很荒謬的事。

尼師貧血的比例也遠高於一般女性，耶穌基督沒有限制信徒吃素，佛陀在世時也沒有。《阿罕經》記載佛陀堂弟主張沿海地區不應吃魚，佛陀還公開駁斥。實在不明白現在的四大名山用的是哪一條規定，要信徒無差別吃全素？我都不好意思說教主們身上都是一堆病……不殺生，慈悲很好，犧牲自己，四大皆空很好。但是如果身體受不了，生病了，請不要勉強，不然犧牲自己，也是殺自己啊，慢性自殺也有罪過。務必認清現實，拔除病根，否則醫師也治不好病。

我的奶奶五十歲開始識字、念佛、吃早齋，六十歲開始吃全素，活到九十九歲。她也是告訴我們，吃素要一步一步來。真的要吃素修行，有的是時間！茹素者容易營養不均，當然好食肉者，也會有心血管疾病的問題，我們希望大家都能健康，但飲食的學問很大，任何「執著」的飲食習慣，務必小心謹慎身心的影響。我們治病或是對病患健康的醫囑建議，皆以經脈血壓計量測出來的數據為基礎，必然是針對在地大多數人的生活作息與飲食習慣。

第六章——特別收錄：診間疑難雜症大解惑

地震會造成人身心不舒暢、或是失眠嗎？

科學漢醫 地震低頻的震動，影響著低頻的經脈，如足厥陰肝經或足少陰腎經，這些經脈的亂度會上升，甚至影響到奇經八脈，因而病患有說不出來的苦楚。

發生在凌晨時的地震，除了讓人驚嚇之餘造成失眠，當日病患就診時，皆陳述了許多莫名的不舒服。有些人說像是暈船般，有些人頭痛耳鳴，甚至也有說不出來的苦楚，身體像是受了內傷一樣。只要是地震後的門診，便異常艱難，甚至連平常穩定的病患，也主訴身心不暢，常常看完最後一位病患，我也忍不住服了一包藥。

其實病患敘述的各種症狀，皆是地震波的效應。地殼板塊的擠壓剝落導致地震，不只會出現機械波的震動，還會存在電磁波的擾動。特別是主震之後的餘震，陸續釋放出地殼累積的能量，身心敏感的人會感受到混亂的電磁場，甚至覺得一直還在地震。

這些低頻的震動，影響著低頻的經脈，如足厥陰肝經或足少陰腎經，造成肝經或腎經的亂度上升，甚至影響到奇經八脈。因此，病患有說不出來的苦楚，就像是受外力震成內傷，這還只是機械波震動的效力，電磁波的影響則更為廣泛，舉凡神經與精神的作用，皆與電磁波有關，頭上原本就受傷的病患，影響最為明顯。

身上最大的電磁場是心臟，遍布全身的心電訊號，都是心臟血管系統運作的基礎，只可惜研究清楚的並不多。但地震產生的異常電磁波，確實會干擾到血壓諧波，而以亂度上升來呈現。

地震之後多有餘波盪漾，提醒大家多多待在室內屏蔽，不要到戶外，承受電磁波的干擾。

智齒生長時會痛，拔掉有沒有關係呢？

科學漢醫　智齒的所在位置是人體一個重要的大穴位，也就是共振腔。如同房子的四根暗樁，一旦拔除，這一穴位的氣便消失了。

大學同學的孩子牙疼去看牙醫，牙醫說要拔智齒，他徵詢我的意見。由於是很熟的朋友，我直接回覆「是中暑了，陽明胃經、大腸經火大，清暑解熱就好，為何要拔智齒？」

口腔中智齒的所在位置，是人體一個重要的**大穴位**，也就是**共振腔**！如同房子的四根暗樁，一旦拔除，這一穴位的氣就消失了。

厲害的牙醫會明白智齒不能亂拔，因為它是儲存幹細胞的地方，等到未來需要之時，磨出一點點粉，將其中的幹細胞活化培養，就能再長出新的牙齒。不亂拔智齒，養在那裡，關鍵時刻，它或許還能救你的無齒，況且長在口腔裡，它還是活生生的，拔出來幹細胞便死亡了，況且現在拔出來，還得再付一筆錢存放於幹細胞銀行。

口腔內裝上金屬牙橋造成心律不整？

科學漢醫　心臟會發出電流傳遍全身，隨意置入金屬的導體到人身上，干擾身體的電流與電場，嚴重時會導致心律不整。

十幾年前，診所除了假日開設易經、堪輿與命理的課程，週三晚上亦請陳章波老師免費教授太極拳，唯一的束脩就是幫陳老師夫妻量測脈診，並且調養身體。

有一天陳老師量測脈診時，診所助理人員突然慌慌張張，請我到脈診儀檢查室，原來出現嚴重的心律不整。這種病情前三年不曾發生過，於是我詢問陳老師當天發生什麼事？陳老師想了一下說「假牙會造成心律失調嗎？今天下午牙醫才剛幫我裝了牙橋！」

我請陳老師張嘴一看，果然發現一套新的牙橋，銀白色的一排金屬假牙，橫跨上牙床左右兩側，就像電影中大鋼牙一般。我請陳老師拿下牙橋，發現這套假牙左右不對稱，並且有一排金屬條連接左右兩側假牙。

看到怪異的牙橋設計，心裡有了初步的答案，於是我請陳老師不戴牙橋，讓助理再測一次脈診。神奇的是，心律不整完全消失了。為了確認牙橋造成心律不整，我請陳老師戴上牙橋再測一次，果然心律再次失調，拿下牙橋，則立即恢復正常。

陳老師問我怎麼辦？我請陳老師吃飯時間才戴上牙橋，平常絕對不要戴，特別是睡覺的時候。不過吃飯便不能吃太久，不能像法國人一樣，邊吃飯邊聊天，除非吃到一半可以拿下牙橋。

許多人工器官移植會造成心律不整，特別是金屬製品，原因在於心臟會發出電流傳遍全身，這便是一般量測到的心電圖，可惜西方醫學只將心電圖當成檢查心臟電生理的工具，卻不清楚心電的真實功能，殊不知心電即是經脈的電磁作用。

point

心電感應！你所不知的經脈作用

心臟是人體最大的電磁場波源，電場強度比腦電大四千倍。「腦部」讓頭蓋骨完全覆蓋，電場只能顱內傳播；但「心電」卻沒有阻隔，傳遍全身每一個角落，就像臺北市的電臺與全國電臺的差別。所以身上到處都可以量測到心電的電信號，而且人體穴位上，還有隨頻率定時噴發的電位放射，如同美國黃石公園老實泉那般。

針刺穴位等於在不通失去作用的放電點，加強天線接收心電，將心電的電流引導進來，相當於局部的電擊。心電沒有阻隔，傳遍全身每一個角落，形成一個完整的金鐘罩。不但構成身體電磁場分布的環境，支配身體內部電性作用與離子活動，也建構內外環境交流的條件。

這些電流與電位的變化，在在提醒我們——人體工學不是只有機械力學與化學反應，人體的電磁作用遠超過我們的理解。換言之，沒有電機系三電（電路、電子學與電磁學）與兩數（微分方程數學與線性代數）的知識，是無法理解的。身體就像一座電漿城堡，布滿複雜的電路與電磁環境，讓每一個如電晶體般的組織器官，發揮細膩設計的電機作用。

當我們隨便置入金屬的導體到身上，便會干擾身體的電流與電場，嚴重時會造成心律不整，特別是不對稱的奇怪設計！可惜的是，大部分醫師沒有電磁的知識與訓練，由於醫學院根本沒有開設與電相關的課程，然而這其實就是經脈最重要的作用之一。

身體的能量系統遠比人類設計的電動汽車還複雜，人類設計的系統能量效率皆不到四成，而人體的能量效率卻達百分之九十八以上（相關原理請見第三章）。如此高效率的設計，便是由於經脈系統的支持才能達成，簡單的比喻就是變頻冷氣機比單頻省電的道理。

人體是十二頻的系統，遠比原始哺乳類的大白鼠六頻來得高。更不用提爬蟲類的蛇或魚類，它們只有一兩條經脈，也就是只有單頻而已。偏偏人類設計出來的物品，幾乎都是單頻的系統，也因此人工心臟至今尚未到達量產階段。

若想在人體如此複雜的電機系統，放置一個人工製品，並不是那麼容易。下次您裝置假牙或植牙時，請千萬小心，更不用說在身上裝鋼釘、人工關節或是鋼板。手術前，問問你的醫師：「您有沒有讀過醫用電學？」如果醫師回答「讀過」，發生心率不整就是「應注意而未注意」如果他沒讀過，你還讓無知的醫師任意處置，那便是自找的了。

牙齒痛抽神經?!中醫可以治療牙痛？

科學漢醫　神經是人體的一道防線，會痛代表出了問題。

你的哪顆牙齒感到疼痛，其實都可與經絡對應，疼痛也是身體發出的警訊，讓人知道哪裡出了問題。特別是夏天，胃經、大腸經、三焦經的火氣與濕熱，讓許多人牙痛難耐，無法享受美食。

這時候牙疼嚴重的病患，除了吃止痛藥之外，牙醫便會告知要抽神經，一勞永逸，真是可惜，一旦失去神經警示系統，你平常是感覺不到痛，然而等到感覺身體的不舒適，常常都是疾病末期。

為什麼不能亂抽神經？**神經是人體的一道防線**。造物者如此神奇，牙齒裡的神經數量如此之多，絕不是偶然。若是牙齒痛便抽神經，試問脊椎痛時也要抽脊髓嗎？隨便抽掉神經，不是自毀長城嗎？

好比頭痛吃了止痛藥，只是令你麻痹沒有痛覺，但是造成頭痛的原因，卻沒有解決。日積月累，藥量一直增加，直到完全起不了作用，頭痛欲裂，還是無法解決問題，只是越拖越久，錯過黃金治療時期而已。

平時就該多加留意，**蛀牙初期立即處理填補**，絕對不要等到抽神經，如此這顆牙齒就陣亡了。一顆牙齒先抽掉神經，再弄個牙套，最後還是不行，再做一顆新的假齒來植牙，整個流程下來的經濟效益比補牙還高啊。

「牙痛不是病，痛了要人命」現代人一牙疼，便馬上想到看牙醫，其實漢醫經方家治療牙疼，正如治療其他病症一樣，不用吃消炎片，不用吃止痛藥，只要對證，牙痛便會消失。

牙痛對漢醫來說是典型的火熱病，從脈診中可看到「心火」或「肝火」上升。一般來說上牙痛屬足陽明胃經，下牙痛屬手陽明大腸經，但必須細分六經屬性，治療才能奏效。而且治療牙痛時，也要遵守飲食禁忌，火熱病與濕邪合病化成濕熱，需要花費更多時間處理，或演變成牙周病之後，治療則更加曠日廢時（郭育誠，血壓的祕密，台北：布克文化，頁301）。

長了子宮肌瘤需要開刀嗎？子宮肌瘤需要摘除嗎?!

科學漢醫　子宮是丹田所在，下半身循環共振的波源。

病患透過 line@ 緊急詢問我的意見，她問需不需要摘除子宮肌瘤？醫生說她的子宮肌瘤壓迫到韌帶，造成下腹、大腿抽痛及腰痠，建議連同子宮一併摘除。我的回覆一如過往「年近五十歲了，五十歲之後停經，肌瘤便不會再增大，也不會再出血，而且肌瘤惡性風險也不會太大，萬分之一左右！」

可是我知道這話說了也是白說，就連我自己的至親長輩，二十年前也是遇到相同的問題。她還遇到一位非常好的婦產科醫師，由於交情好，也是和我說同樣的話「五十歲後便會停經，沒開刀也沒關係！」

摘除子宮之後，症狀有沒有改善呢？當然無法改善，失去丹田，如何改善呢？而且後悔也來不及啦。

有些人說「女性過了五十歲，停經之後，沒有子宮內膜的週期變化，沒辦法生小孩，拿掉也沒關係」這樣的論點讓許多女性失去了丹田。十幾年前，臺中海線三分之一的中年婦女，竟然都被摘除子宮。這些摘除子宮的婦女有什麼問題？大多都是子宮肌瘤或肌腺瘤。

從漢醫的觀點來看是怎麼回事？子宮肌瘤或肌腺瘤就是**子宮的風寒濕堆積**，就像身上的脂肪瘤一樣，嚴重時造成**氣滯血瘀**。脈診檢查會看到肝血虛，肝火大，腎經寒氣。如此的問題需要摘除子宮嗎？趕走風寒濕，便改善了氣滯血瘀。

point 為什麼非得留著子宮不可？

子宮的位置正是**丹田**的所在。子宮是和心臟對應的橢圓的兩個焦點。學過物理的人便會知道，這兩個焦點能量的關係，好比音樂廳裡最棒的演奏位置與最好的聽衆座位。

當你開刀摘除這一位置上的子宮組織，周圍的血管叢也切除並且結紮，最佳能量共振的焦點也就消失了。音樂廳的貴賓席不只破爛不堪，還破壞了整個音樂廳的音響效果。這一所在再也無法聚焦聚氣。那麼男人呢？也是一樣。切除攝護腺的病患，也常常感到悵然若失。

身體蘊藏太多的奧秘，不只是解剖學上的知識，光是從力學的機械波觀點來看，便知道丹田做爲焦點的重要性，更不用提電磁學的觀點。

心臟是身體最大的電磁發射場，是腦波的四千倍以上。身上到處測得出的心電圖，都是心臟發出傳遞於體表的電流。丹田做爲另一個焦點，電磁波是否也會聚焦在此呢？所以這些手術傷了男男女女的**丹田**，當然他們會有悵然若失之感，由於能量「聚不起來」。

無論是機械波、電波、磁波或光波，若是都發散而無法收斂，就如同音樂廳裡的音響設備損壞，再美的歌聲都成了破嗓子。你能想像歌劇女神卡拉斯倒嗓演出的那一幕嗎？沒了丹田的病患便是如此的感覺。

所以漢醫才會說「丹田」是**衝脈**、**任脈**與**督脈**的源頭！

想一想我們每一個人呱呱墜地前，不是都待在丹田裡十個月嗎？這福地洞天，若有人要取走，請先問問機械波、電磁波與光波可聚集在什麼地方呢？**丹田是心臟共振最重要的焦點，也就是第二個心臟**。

試想，你會隨便拿掉心臟嗎？一顆人工心臟造價驚人，更何況更換人工心臟的存活率非常低。這皆是由於西方醫學根本不理解這些道理，醫學院的課程裡根本沒有生物電磁學，根本不知道心電的作用，當然不知道丹田的重要性。

丹田是下半身循環共振的波源啊！

自然產後第一週吃麻油炒豬肝？這是坐月子的神話？

科學漢醫　許多產後的問題，皆是不當的飲食作息，甚至食療造成。產後的媽媽氣虛血弱，通常處在外感風寒，怎可以吃麻油炒豬肝。

趁廣告時間轉個臺，剛好看到一個益智節目，問了一個題目：「自然產後第一週，要吃什麼？」選項有「鮮魚湯、麻油炒豬肝、燒酒雞」一位台大女性準醫師答鮮魚湯，沒想到是錯誤的，節目給的答案竟然是麻油炒豬肝。我看了直搖頭，不知道是哪位中醫師出了這麼古板的題目，還給了這麼不合時代的答案。

我們曾經與產後護理中心合作調養產婦，透過經脈血壓計看到許多女性產後的問題，皆是由不當的飲食與作息，甚至食療造成的。產後的媽媽氣虛血弱，通常處在外感風寒，怎可以吃麻油炒豬肝？難怪十之八九的產婦，月子風都沒有處理好。

麻油根本不耐熱，高溫熱炒之下，氧化成了自由基與劣質反式脂肪，產後第一週吃得如此油膩，便傷了胃氣。現在豬隻養育過程中，需要許多的飼養藥物與化學添加物，不是都跑到肝臟嗎？還有人敢吃豬肝嗎？產後吃這樣的食物，不是讓產婦變胖嗎？我想這位未來的臺大女醫師，一定讓她的病人不要坐月子，因為這些坐月子的神話不但不科學，也不符合現代醫學邏輯。

醫師，我的自律神經失調了嗎？

科學漢醫　從脈診儀的資訊來看，不是自律神經有問題，而是循環系統出狀況。

病人轉訴「自律神經失調」的診斷，可是我並不喜歡這診斷名詞，聽起來好像說自己「神經病」。以前診斷病患「精神官能症」是善意的病名，可現在醫學界也不再用這一詞彙，因為聽起來也帶著負面意涵。

現在流行的「自律神經失調」這一名詞從哪裡來的？來自發現「心跳變異率」分析方法之後，這是由分析工具發明的疾病。因為量測心跳之後，看到一些特定頻率奇怪的現象，便將一些生病的病人定義成「神經失調」。可是從脈診儀來看，便會發現病人其實不是自律神經出問題，而是循環系統有狀況。

以交響樂團為例，不是指揮出問題，而是樂團演奏出問題。可能是弦樂團裡的小提琴部門，或者是定音鼓出問題，但是當你生病時便無法聽到整體的演奏，只看到指揮手忙腳亂的緊張模樣，便以為指揮出錯了，其實不是指揮出錯，他只是要調整有問題的部門回到正常，可是你卻認為指揮亂比一通。

這也是現代醫學的問題。當代醫學的許多工具看起來很客觀，可以看到問題，然而卻只看到問題的表面，而「非」看到問題的本身以及它的根本。原因是大部分臨床醫學研究使用的方法是統計學，只能找到「相關性」，看不到「因果性」。

就像循環系統的主要能量是看不見的聲波，而不是光波。所以問題當然「看」不到，反而要用聽的。現代醫學最缺乏的便是一個「聽懂系統性」的工具，能夠完整地呈現人體各個不同部門的問題。如同交響樂團演奏，必須要找到各個樂器群之間（包括弦樂部、管樂部、定音鼓等各種不同樂器）對應出來的平衡，如此才能夠合奏出完美的交響樂章。

身體由誰來主導這件事呢？由延腦此一生命中樞來負責。經脈血壓計量測到的是什麼？其實就是量測到身體所有的組織傳遞進來的訊息（包含了各個器官複雜的聲波訊息），透過生命中樞的延腦，藉由血壓波發送出來血液的分配，來達成平衡。更重要的是身體有一套調控的方法，我們等於是截獲了這一「聲波電報」的內容，依據電報的內容來做輔助診療。一千七百年前，醫聖張仲景完成了鉅作《傷寒雜病論》，整合他之前一千年的所有古代漢醫學資訊，這是他最偉大的地方，醫聖名符其實。

因此，我們從不用「自律神經失調」診斷病人，治療病人。自律神經就像飛機的自動駕駛系統，除非機身損害或外在環境急劇變化，這個自動反應系統一定如實的應對。臨床上改善了循環系統的問題，十二經脈氣血平和穩定，自律神經自然恢復正常。

傷科的問題一定要用針灸或理筋手法來處理？

科學漢醫 大部分軟組織的修復，可以用中醫經方內服的方法治療。只要再加上引經藥與化瘀藥，就能在三個月內收到復原的效果。

老前輩招待我們一家人到瑞士山區的別墅度假，他是瑞士人，五十年前來台灣學習太極拳與針灸。隔天上午有幸見識他處理病患的絕技，老前輩花了兩小時針灸，治療一位下背痛的女性病患。

我的太太很吃驚地問我「你在診所會如此大費周章，讓病患寬衣解帶的處理嗎？」當然不會啊……開經方內服就可以了。可惜歐洲沒有科學中藥，非常不方便，他只能這樣處理。

針灸像一發一發的左輪手槍，內服經方就像是機關槍，但最重要的是必須「精準」，慶幸診所的脈診儀可以提供患者十二經脈氣血虛實的資訊。很多人以為傷科的問題一定要用針灸或理筋手法來處理，其實大部分軟組織的修復，皆可以用中醫經方內服的方法治療。只要再加上引經藥與化瘀藥，便能於三個月內收到復原的效果。

已經依照醫師的飲食禁忌，與調整生活作息，為什麼身體還感到這麼不適？

科學漢醫　不欠新的債務，不代表舊的借款不用還本金與利息，早已債臺高築而不知。

疑似紅斑性狼瘡的病患，身體檢查總是出現許多警訊。經過一個月密集的治療，十二經脈氣分的虛實平衡了許多，但血分的問題還是存在。這就是受到之前累積的病理因素影響之下，造成內在血分的問題，也就是從經脈入到臟腑。

就像呼吸道感染一樣，初期只在鼻腔，彼時身體透過免疫球蛋白A（IgA）這種類似防禦飛彈系統的火網，便可以消滅病毒細菌於鼻黏膜之外，打個噴嚏流鼻涕就將病原體趕出身體。但如果沒有即時消滅病原體在身體外，並且讓這些前鋒部隊登陸進入黏膜之內，這時候付出的代價就大了。

身體必須透過免疫細胞進行肉搏戰，產生的影響也越來越嚴重。甚至必須透過發燒來動員整體免疫系統。此時就是治療的關鍵，發炎反應在此時達到極致！

敵我廝殺激烈之下，疼痛、不適與煩躁不安的感覺，往往令人難以忍受。愚蠢的人性便會透過緩解疼痛的症狀治療，舒緩身體的不適。其實這就像卡奴一樣，透過借高利貸來還債，不但沒有解決問題，反而陷入債臺高築的危機。

如此兩軍對峙的僵局，醫聖仲景《傷寒雜病論》書中陳述完整的對應策略。惟必須先仔細思考十二經脈氣血虛實的病理條件，細分到底是三百六十種變化的那一種局面，一旦發生錯誤的判斷，就像企業管理一樣，公司便會陷入財務危機，接下來難逃永無止盡的債務問題。

我們的臨床診療過程也像危機管理一樣，必須先將錯誤的飲食習慣，生活作息調整改善。但這只是不再欠新債而已，之前發生的錯誤與累積的問題，還得花時間解決，特別是病原體進入到組織深層或細胞之內，治療難免曠日廢時。因為病理變化已經變成體質的一部分，特別是「濕氣」的問題，更是臺灣民眾最常見的問題。

濕性體質是最適合病原體生長的環境，身體到處都適合病原體生長，甚至成為培養皿，也就是債臺高築的高利貸放款餘額。卡奴就是這樣產生的！同樣地，慢性病患的醫療問題也是如此造成的，這時候醫師的醫術與經驗就非常重要。

一千七百年前，醫聖張仲景整理了累積千年的「禁方」，並公開於世，便是當時瘟疫的盛行，如同今日的新冠疫情一樣。許多奇奇怪怪的疾病，其實皆是錯誤的治療方法，累積起來的舊債，若再欠新債，則永遠都還不完的債臺高築。

而這些舊債，最常見的原因，莫過於生活作息與飲食習慣。許多世人平常的享受，剛好都是疾病期間應該要避免的事情；這些解答詳細記載於《傷寒雜病論》書中，我們經方家只是遵循醫聖的指導，進行診療而已。

我們面對疾病，同時也得更深切了解人性。身心靈是一體的，但生病時的靈性更是原始與僵固。只好藉由上述的比喻，協助病家理解，希望病患能夠理性戰勝欲念。如此醫師才有機會治癒病家累積許久的身心問題。

1BE307

科學漢醫的養生——後疫情時代健康常見的盲點

作　者／郭育誠
美術設計／MUMU design studio 林銀玲
責任編輯／周怡君
企畫選書人／賈俊國

總 編 輯／賈俊國
副總編輯／蘇士尹
編　輯／黃欣
行銷企畫／張莉榮、蕭羽猜、溫于閎

發 行 人／何飛鵬
法律顧問／元禾法律事務所王子文律師
出　版／布克文化出版事業部
台北市中山區民生東路二段 141 號 8 樓
電話：(02)2500-7008
傳真：(02)2502-7676
Email：sbooker.service@cite.com.tw

發　行／英屬蓋曼群島商家庭傳媒股份有限公司城邦分公司
台北市中山區民生東路二段 141 號 2 樓
書虫客服服務專線：(02)2500-7718；2500-7719
24 小時傳真專線：(02)2500-1990；2500-1991
劃撥帳號：19863813；戶名：書虫股份有限公司
讀者服務信箱：service@readingclub.com.tw
香港發行所／城邦（香港）出版集團有限公司
香港九龍九龍城土瓜灣道 86 號順聯工業大廈 6 樓 A 室
電話：+852-2508-6231　傳真：+852-2578-9337
Email：hkcite@biznetvigator.com
馬新發行所／城邦（馬新）出版集團 Cité (M) Sdn. Bhd.
41, Jalan Radin Anum, Bandar Baru Sri Petaling,
57000 Kuala Lumpur, Malaysia
電話：+603- 9057-8822　傳真：+603- 9057-6622
Email：cite@cite.com.my

印　刷／前進彩藝有限公司
初　版／2024 年 01 月
二　刷／2024 年 07 月
定　價／399 元
ISBN／978-626-733-791-2

城邦讀書花園 www.cite.com.tw
布克文化 WWW.SBOOKER.COM.TW

國家圖書館出版品預行編目 (CIP) 資料

科學漢醫的養生 / 郭育誠著 . -- 初版 . -- 臺北市 : 布克文化出版事業部出版 : 英屬蓋曼群島商家庭傳媒股份有限公司城邦分公司發行 , 2024.01
面 ; 公分

ISBN 978-626-7337-91-2(平裝)
1.CST: 中醫 2.CST: 養生

413.21 112020812

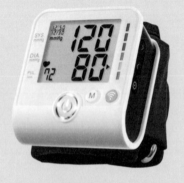